ライフダイエット
LIFE DIET

カラダも心も軽くなる本

ライフダイエットコーチ
谷山太祐
Daisuke Taniyama

かざひの文庫

はじめに

本書『ライフダイエット〜カラダも心も軽くなる本〜』を手に取ってくださり、ありがとうございます。

「仕事にもプライベートにも手を抜けない」

と日々の忙しさに追われ、心身ともに頑張りすぎていませんか？

また、日頃から健康に気をつかっていても、歳を重ねるにつれて、むくみ・たるみ・疲れ・肥満を感じることはないでしょうか？

どんなに意識が高くても、ダイエットで失敗した経験や、トレーニングなどで思うようにいかない結果になったことがある人は多いものです。

もちろん、プロも例外ではありません。

わたし自身も試行錯誤したうえで、ここまでたどり着いた経緯があります。

わたしは、父がプロゴルファーというアスリート家庭の環境で育ち、物心ついたときから野球に打ち込んできました。

甲子園では主将をつとめ、チームは全国ベスト16に。

そして、大学野球日本一の近畿大学の硬式野球部に進学後、社会人野球では、野茂英雄さんが主宰するクラブでプレーしました。

ただ、「25歳までに、プロ野球選手になれなかったら野球をやめる」と期限を決めていたわたしは、精神的な不安や焦りから自分自身を追い込み続けることに…。

そのため、選手生活の終盤ではベストなパフォーマンスが出せず、メンバーや球団とのコミュニケーションもうまくいかなくなっていったのです。

そうして、25歳のとき、大好きだった野球をやめる決断をしました。

引退後は、数年間のサラリーマン生活を経て、自らダイニングバーを開業。

しかし失敗に終わり、ダイニングバーという昼夜逆転の生活と、借金を抱えたストレスで、わたしのカラダは見る影もなくなりました…。

そこで、

「まずはこのカラダをなんとかしなければ！」

とダイエットを決意。

2ヵ月で13キロのダイエットに成功しました。

さらに、当時縁あって出会った方のボランティアでストレッチやトレーニングのサポートをしていたところ、その方も10キロのダイエットに成功し、美しく変貌を遂げられたのです。

この体験を経て、

「もしかしたら、わたしはこれで人を助けることができるかもしれない」

と思い立ち、ダイエットトレーナーとして独立しました。

独立後は、3ヵ月の間に口コミや紹介のみで噂が広がって、予約待ちが続き、ミスユニバース兵庫のオフィシャルトレーナーへの抜擢、テレビ番組でのウォーキングレッスンの収録など、メディアとのご縁も多数いただくようになりました。

その後、活動拠点をイタリア・フランス・スイスをはじめ、海外約10ヵ国に活動範囲を広げ、主に男性ドクターや会社経営者、海外のセレブリティを担当しています。

たくさんの人にレッスンしてきた結果、年代・職業・人種・性別にかかわらず、「人は不要な思い込みやこだわりを手放し、カラダも心も軽く、シンプルでありのままでいると豊かになっていく」

ということがわかってきました。

よくよく考えてみると、社会人野球のときに自分を追い詰めていた自分こそ、まさにその逆の状態だったのです。

この本の表紙にある「カラダさんありがとう」という言葉は、カラダも心も軽くなる魔法の言葉です。

この言葉を自分にかけはじめてから、わたし自身も、クライアントさんも変わっていきました。

あなたは日頃、自分のカラダに「ありがとう」と声をかけていますか?

感謝の気持ちを伝えていますか?

きっと家族や子どものために頑張っている人ほど、そんなことは意識していないはずです。

本書は、そんな頑張り屋さんのカラダと心を軽くしたいという想いで執筆しました。

「ライフダイエット」は、手放しリリースすること、やめることを最優先に据えています。

「頑張らない・我慢しない・疲れない」

という、あなたにとってのベストバランスを見つけてきましょう。

カラダが軽くなると、心まで軽くなっていきます。

いつも働いてくれている自分のカラダに「ありがとう」と感謝の気持ちを伝えながら、カラダも心も軽やかにしていきましょう！

本書をきっかけに、あなたが本来の自分のままで輝いていくサポートができれば、こんなにうれしいことはありません。

2023年6月　谷山太祐

ライフダイエット　～カラダも心も軽くなる本～　目次

2章 「食事」でカラダと心を整える

3章 カラダと心を「ほぐす」

4章 カラダと心を「鍛える」

5章 カラダと心を「伸ばす」

1
章

細胞のオーナーになる

1

頑張らない

「ある」ことに気づくだけでいい

健康になるには、無理な食事制限も大変なエクササイズも必要ありません。カラダと心を自然体にすることで、人は、本来持っている力を発揮し、自然と健康になっていくことができます。

健康になるための秘訣は、「頑張らない」こと。

わたしはもともと

「野球に生涯をかける！」

という気持ちで、自分のカラダと向き合ってきました。

本当に一生懸命、情熱的に取り組んできたと自負しています。

ところが、10年20年という時間を経て、大好きな野球を引退することになりました。

現役時代は、封建的な縦社会の厳しさを経験。

ガッツと根性で精神を鍛える世界だったので、

「自分には技術がない、筋肉もない…」

と、ずっと「ないこと」に目を向けながら過ごす日々…。

そんな状況から、時代の変化とともに、一気に心が変わり、現在のわたしがあります。

振り返ってみたときに、自分にはすべて「ある」ということに気がついたのです。

いまは、

「人はもともと完璧な存在で、必要なものはすべて持っている」

ということを学ぶために、野球の経験があったのだとわかります。


あなたはいかがですか？

もし疲れがとれないと思っているとしたら、「ない」ものばかりに目を向けてはいませんか？


もし思いあたることがあるのなら、まずはがむしゃらに頑張ることをやめて、まず「ある」ことを認めてみてください。

カラダと心を変えるには、まずそこからです。

無理に頑張らない分だけ人は健康になる

2

カラダと心が整う3つの考え方

ONE BODY3つのビジョン

カラダと心をガチガチにしてしまっているとき、もしかしたら、考え方も凝り固まってしまっているかもしれません。

そんなときほど、少し自分の心の内側を見つめてみてください。

わたしが提唱している「ONE BODY」という言葉には、わたしの3つのビジョンを込めています。

1：一期一会

一期一会には、いまを大切にしましょうというメッセージがあります。

「ONE BODY」のONE（一）にも、そのような意味を込めました。


いまのこのカラダ、いまのこの出会いは、「いま」にしかないものです。

それらに対して、シンプルに感謝する気持ちを忘れずにいてほしいのです。

この一期一会の気持ちが、しあわせにつながっています。

2：ワンネス（ONENESS）

意識とカラダはつながっています。

カラダも、解剖学的に神経がすべてつながっており、互いに連鎖し、相互支援で動いています。そのため、心躍るような良好な心理状態のときは、カラダが自然とリラックスしているでしょう。

カラダの神経がつながり、連鎖して相互支援で動いている「ワンネス」の状態は、「豊かさの循環」の象徴でもあります。

3：オンリーワン（ONLY ONE）

オンリーワンは、これからもっとも大切になっていく考え方です。
自分は世界にひとりだけ。
その、たったひとりの自分を認めましょう。

自分を信じること、祈ること、自己研鑽、忍耐を重ね、自己実現をするということも、「オンリーワン」の言葉のなかに込めています。

この3つのビジョンを掲げているのが「ONE BODY」なのです。

「ONE」にはたくさんの意味がある

「100歳まで自分の足で元気でいよう」
という取り組みのなかにも、1（ONE）が入っています。

また、人間のカラダには、60~100兆個の細胞があるといわれています。

このカラダの細胞「100兆個」にも1(ONE)が入っていますね。

「ONE BODY」は、この100兆ともいわれる細胞の味方をするための考え方です。

ぜひ、たったひとつの自分のカラダを、一緒に慈しみ、愛していきましょう。

その心がけが、心身ともに健康的で豊かな人生を送ることにつながっていきます。

3 美しいウォーキングをしていますか？

日常生活から美しい動きを

美しいボディメイクをするには、日頃からのウォーキングが重要だということを、ご存じですか？

わたしが提唱している「ＯＮＥ ＢＯＤＹ」のメソッドが世に知られたきっかけは、ミスユニバース兵庫のオフィシャルトレーナーになったことです。

このときに、ボディメイク＆ウォーキングのレッスンを始め、「美しいウォーキングを実現するためのカラダづくりの専門家」として認知していただけるようになりました。

その後、コンスタントに国内外のモデルさんに対してレッスンしてキャリアを積み、そのご縁でメディアにも取り上げていただける機会も増えたのです。

フィジーク（食事やトレーニングなどで鍛えた肉体の美しさを競うもの）のように、ベストボディを目指すメソッド、痩せるためのシェイプ系のメソッドは世の中にたくさんあります。

でも、大人の女性向けに「美しいウォーキングを実現するためのボディメイク」をしている男性は、まだまだ珍しいのかもしれません。

ウォーキングは、ショーのためだけにあるものではありません。

日常生活から、自然と美しい動きができるようになると、自分の力でカラダと心の健康を維持することにもつながっていきます。

これから本書でも触れますが、ウォーキングは、とても奥の深いものなのです。

4

脂肪はカラダを守るためにつくもの

痩せない人は、自分を守ろうとしている

自分を守ろうとしている人は、痩せにくいことを知っていますか？

人間は、ストレスを受けると
「早くラクになりたい。自分の安全安心を守りたい」

と思う性質を持っています。

そして、身を守るために、脂肪をつけるのです。


ですから、「カラダを守る」スイッチが入っている人は、痩せにくいのかもしれません。

・カラダにストレスがかかっている人
・カラダが凝っている人
・カラダが冷えている人
・疲れている人
・むくみやすい人
…これらのタイプの人は、脂肪が溜まりやすい傾向があります。
心当たりはありませんか？

ストレスがないカラダは脂肪が少ない

カラダを「守る」人に対して、「攻める」人は脂肪が少ないという特徴があります。
攻める人とは…

・カラダを積極的に動かす人
・体温を自分から上げる筋肉がある人
…といった人たちです。


このタイプの人たちは、冷えや凝りがなく、夜ぐっすり眠れているはずです。さらに、腸内環境がいいので、脂肪が自然に分解されていきます。

肝臓が元気なので、どんどんエネルギーも生産されるでしょう。


脂肪は、カラダが自分をストレスから守るためものです。

ですから、ただ
「邪魔なもの。ダメなもの」

と思うのではなく、

「自分を守ってくれている存在なのだ」

と認識するところから始めましょう。


カラダへのとらえ方が、変わってきませんか？

自分のカラダに感謝するところから始めよう

5

無理をしない

無理しないから継続できる

心身の健康のために、わたしはいつも「ほぐす・鍛える・伸ばす」ことをおすすめしています。

心にとって大切なことは、「無理をしない」という考え方です。

ところが、わたし自身も、パワーがあり余っていると、もう終えていいのに、「いまのうちに、ここまでやっておこう」とつい無理をしてしまいます。

あなたにも、当てはまることがありませんか？

よりよくしたいという気持ちがあっても、感情に任せて無理をするのは逆効果。
頑張っているということは、カラダに余分な力が入っている状態ですから、
まずはほぐしてあげましょう。

運動も食事も、頑張って維持していることは、頑張るのをやめたとたんに
維持できなくなってしまいます。
無理しないからこそ、続けられるのです。

うまくいっている人の多くは、リラックスしていても生産的な動きができます。
無理せず、リラックスしながら継続することを目指しましょう。

6

楽しいことなら疲れない

好きなことをしているときは、疲労を感じない

純粋に楽しいことをしていると、人は疲れないという研究結果が出ています。たとえば、野球でボールを投げるという動きも、本当に投げることが楽しくて仕方ない人の場合。練習したあと、疲労によって放出される乳酸、尿酸、老廃物といったものが物理的に溜まらないといわれています。

活性酸素をはじめとした疲労や老化をうながす物質は、心の状態によって、発生したりしなかったりするということを、ご存じでしたか？

人は、自分が楽しいこと、好きなこと、おもしろいと思うことは、疲れを感じることなく、ずっと続けることができるのです。

「楽しい」状態もカラダをほぐすことにつながる

「糖質を食べたらいけない」
「運動しないといけない」
といったように、自分で自分に制限をかけてしまっている人は、日々の暮らしで息苦しさを感じているのではないでしょうか?

もし心当たりがあるなら、一度いいホテルのバイキングに足を運んでみてください。温泉旅行に出向くのもおすすめです。

自分でつくった枠を外してのびのび楽しむことで、心身ともに深くリラックスできるのを感じられるはずですよ。

7

心は
カラダを通して鍛える

「心だけ」で心を鍛えることはできない

人の心は、心では鍛えられません。
人の心とは、弱いものです。

わたしたちには、自我もあり、欲もあります。
ときには、愚痴や泣き言を言いたくもなることもあるでしょう。
魂や心のレベルがまだまだ未熟ということも、少なくありません。
それが人間なのです。

でも、たとえば心に何かを抱えているとき、カラダと向き合うことで、心の解決ができるようになっています。

もしかしたら、そのために肉体があるのかもしれませんね。

すべての感情は動作から生まれている

「わたしはツイていなくてダメなんです」

とトボトボ歩く人には、トボトボした重たい出来事が現実でも起こります。

逆に、何もなくても、

「わたしはいつか成し遂げる！」

という気持ちで胸を張っている人には、応援されたり、支援者があらわれたりするでしょう。

姿勢が整っていると、どんな状況であっても、不必要に落ち込まなくなり、ラッキーな出来事が起こるものなのです。

動作やカラダには、心のあり方があらわれます。
所作・振る舞いを整える、「動作ファースト」を行うと、自然と、心の安定にもつながっていくでしょう。

すべての感情は動作から生まれています。
カラダの動かし方で、心は大きく変えられるものなのです。

心を整えるためにも
カラダを使おう

8

自分で自分の機嫌をコントロールするには？

カラダの調子が悪いときは、機嫌も悪くなる

心が落ち込んでいる人は、たいていカラダの調子が悪いものです。

心とカラダは、１００％関連しています。

たとえば、

「わたしはダメだ…」

と思っているときや、自分の機嫌を自分でとれていないときは、カラダも調子が悪く、嫌な出来事も起こるでしょう。

仕事でトラブルが起こったり、子育てに悩み事が生まれたり、パートナーシップで言い合いをしたり…ということもあるかもしれません。

カラダを変えることで、心も脳も変えられる

心と脳も連動しています。

心に翻弄されていると、脳で嫌なことを考えてしまい、カラダの調子まで悪くなります。

嫌な出来事も増え、とても苦しくなってしまうでしょう。

でも、そんな状態を心と脳でなんとかしようとしても、絶対にうまくはいきません。

逆に、カラダの動きを変え、心がワクワク、イキイキ、ニコニコしていたら、勝手に脳も変わり、起こる出来事も変わっていくのです。

心とは雲のような存在です。
晴れたと思ったら曇り、雨が降ることもあります。
心の機嫌に振り回されないように、カラダをうまく活用していきましょう。

カラダと上手に付き合えると「感謝」が生まれる

カラダの調子が悪いからといって、すべてがうまくいかなくなるわけではありません。
大成している人のなかには、幼い頃から病気がちだったという人も少なくないのですが、そういった人は、共通して
「生かされているだけでありがたい」
というお話をします。

つまり、どんな状況でも、自分の心次第で、変えることができるのです。
昭和生まれの成功者には、持病があって、カラダが病気がちで、さらに貧

そこで、学歴がないという人が大勢いました。

松下幸之助さん、斎藤一人さん、孫正義さん…。

誰もが知る先人たちもそうです。

カラダがつらい状態を知っているからこそ、

「眠れるだけでしあわせ」

「起きて、空気を吸えるだけでうれしい」

と実感することができるのです。


「生かされているだけでありがたいのに、みんな何を悩んでるのだろう」

という境地にいる人の言葉は、「愛」と「感謝」にあふれているものです。

健康でありがたいと思うなら、嘘でもいいから機嫌よく、イキイキと過ごす
〝フリ（カラダの動作、所作）〟をしてみましょう。

　きっと、心もカラダもほぐれ、人生も軽やかになっていくはずです。

9

ストレスを回避するために、脳がカラダを動かしている

脳の7つの性格を知ろう

先ほどもお話ししたように、心と脳は連動しています。

人の脳には大きく2つの役割があるのを知っていますか？
それは…

1　カラダに指令を出す、全身の統括オーナー
2　しあわせな人生ナビゲーター

というものです。

とても素晴らしい働きをしてくれている脳は、意外と天然でピュアな存在です。

ここで、脳の持っている7つの性格をご紹介しましょう。

1 「生きること」を最優先する
2 快適、安全、安心を求める、生き残るためには何でもする
3 過去、現在、未来の区別がつかない
4 人と自分の区別がつかない
5 理想と現実の区別がつかない
6 どんな注文も正確に引き寄せてくる
7 ストレスから逃れようとする

どうでしょう?

脳は、とっても素直で、おもしろい性格をしていると思いませんか?

1　「生きること」を最優先する

脳は、「生きること」を選択するようにできています。これは、変化を嫌い、普段と違ったことをしたくない性質があるともいえます。普段と異なる行動をとることで、生きることを脅かされるのを防ぐためです。

2　快適、安全、安心を求める、生き残るためには何でもする

これは、「傷つきたくない」という思いにも通じます。

脳は「カラダより心より脳が第一」主義。

極端な言い方をすれば、カラダに痛みや病気をつくったりすることで、変化しない、動かない選択をすることにもつながります。

3　過去・現在・未来の区別がつかない

脳は、時間を判別することができません。

たとえ未来の話でも「将来はこうなっているな」と口にしたり、イメージしたりしていると、脳は現在のことだと思い込むので、叶いやすくなります。

その逆もしかりです。過去の悲しい思い出をいつまでも引きずっていると、いまも未来も悲しい思いをしているかのように、錯覚します。

「明るいイメージをしよう」とよく言われるのは、この脳の特性のためでもあるのです。

4　人と自分の区別がつかない

脳は、意識・想い・言葉が、誰のものなのかよくわかっていません。

他人がうれしいと自分がうれしい。

他人が悲しいと自分も悲しい。

「わたしはわたし。あなたはわたし」ととらえているのです。

人の悪口を言わないほうがいいという説があるのは、このためです。

逆に、人を認め、自分を認めている人は、どんどんしあわせな心持ちになっていくでしょう。

5　理想と現実の区別がつかない

先ほど、「脳は、過去・現在・未来の区別がつかない」とお話ししました。

これと同じで、脳は頭に浮かんでいる理想（イメージ）と現実の違いがわからず、いつも夢見心地なところがあります。

脳はいつでも純粋です。

素直で信じやすく、騙されやすいところもあるのですが、それが「いい・悪い」という意識も持っていません。

とにかく天然で、ピュアなのです。

6　どんな注文も正確に引き寄せてくる

脳は、物事・現象・人との出会いも、イメージ通りのものをかならず届けてくれます。

この「引き寄せる」という行為は、脳のもっとも得意な仕事です。

オーダーに対してとにかく正確。想像以上のサプライズを届けてくれることもありますよ。でも、脳は時間に疎いので、早かったり遅かったりするのは「ご愛嬌」です。

7　ストレスから逃れようとする

脳は、「迷う」「悩む」「焦る」「不安」「心配」が大嫌いです。

「イライラ、セカセカ、ソワソワする状況は嫌〜!!」

と安全、安心を損なうストレスを、手段も選ばず回避しようとします。


いかがでしょうか。

この脳の性格を知っていれば、脳は理想的な楽しい人生へナビゲートしてくれます。反面、脳の性格を知らなければ、「ストレス」と上手に付き合うこともできません。


あなたなら、これから脳とどう付き合いますか？

脳に何をオーダーしますか？

どんな言葉を使いますか？

10

「お腹」にエネルギーが入っていますか？

心と脳と腸はつながっている

人間は、お腹からエネルギーを出しています。

丹田というおへその下のあたり、腹の底です。

腹落ちする、腹を決める、腹を割って話す、と昔から言いますが、お腹は、人にとって重要な部位です。

そのなかにある「腸」は、「第2の脳」ともいわれています。

「腹に一物」という言葉もありますが、お腹にどんなエネルギーが入っているか、物理的にもお腹に何を入れるかは、しあわせなカラダと心をつくるためにとても重要なのです。

食事でどんなものを取り入れているのか、目を向けてみてください。

現在、日本では、年間約3万人の人が自殺しているという統計があります。交通事故の年間死者数は1万人と考えると、どれほど多いのかわかりますね。とくに若者の場合、死亡原因の第一位が自殺といわれています。

腸と脳はつながっています。

「食」を変えることで、脳に変化が起これば、このようなことも減っていくのではないかと思うのです。

心を整えるために、腸にいい食事を心がけましょう。

カラダと心は、
いつでもつながっている

2
章

「食事」で
カラダと心を整える

11

空気と水の力でカラダを整える

カラダに流れをつくる

3章で詳しく解説しますが、カラダと心を整えるには、まず「ほぐす」ことが大切です。このカラダをほぐす方法には、自分でカラダを動かす「自力」の方法と、カラダにエネルギーを取り入れてほぐす「他力」の方法があります。

他力を使う場合、「空気」と「水」の取り入れ方が大切です。

カラダは、空気や水の循環がうまくいかないことで、凝りが生じます。エネルギーが足りないのではなく、流れていないだけなのです。

空気を取り入れるのは呼吸です。

水を取り入れるには、食事が必要です。

どちらも、命をいただく意識を持って、カラダに循環させましょう。


世界にたったひとつのカラダにいる、100兆個の細胞と1000兆個の腸内細菌たちを丁寧に扱ってあげることで、カラダも心も軽くなるライフダイエットが実現します。

流れを止めない

生体エネルギーも、血液・体液も、思考もマインドも、すべてが流れ、循環し、つながっていることで健康を保つことができます。

流れを止めないための呼吸。

流れを止めないための筋トレ。

流れを止めないためのストレッチ。

流れを止めないための食事法。

…これらを意識していきましょう。


カラダをめぐる血液も、サラサラで流れのいいほうが健康的な状態といえます。

血液は、カラダ中を1日3000〜5000周めぐっています。

そのため、心臓は1分間に60〜80回収縮し、1分で約5リットル、1日約8トンの血液を送り出しているのです。

一生の間には、40億回以上鼓動しているといわれています。


この循環をよりよくしていくために、まずは空気の取り入れ方からみていきましょう。

12

呼吸でカラダに空気をめぐらせる

呼吸が浅くなっていませんか？

深呼吸は、「朝や晩に●回行うといい」と紹介されることもありますが、回数に縛られる必要はありません。

気づいたときに、ゆっくり深く呼吸をするようにしてみてください。

寝る前に仰向けでもかまいませんし、運転中でも、仕事の合間でも、いつでもどんな姿勢でも大丈夫です。

ゆっくり吐いて、ゆっくり吸う。

呼吸に意識を向けると、10回くらいはあっと言う間にできます。

深呼吸をするときは、最初にフーッと息を吐いてから吸うのがポイントです。

深呼吸で必要なエネルギーを取り入れる

深呼吸をしていると、だんだんと空気のおいしさにも気づくでしょう。

自然豊かなところは空気もおいしいものです。

一方、都会の空気は、おいしくありません。

もし、自動車の通りが多い、都市部に住んでいる人は、あえて窓を開けなくてもかまいません。

家のなかのきれいな空気を取り入れましょう。

お腹が減ったとき、すぐお菓子を食べてしまう人は、まず深呼吸して、酸素のエネルギーをカラダにめぐらせてみてください。

じつは、カラダが欲しているのは、食事ではなく、酸素エネルギーだったという場合も多いのです。

エネルギーがうまく循環するようになると、間食も必要なくなり、食事の量も自然と適量になっていきます。

ゆったりと深呼吸する習慣を、ぜひ持ってくださいね。

13

水の力でカラダをめぐらせる

ナチュラルミネラルウォーターがおすすめ

水は、カラダの循環をうながすために、必要な存在です。

生水には細菌がいるので、紫外線処理で雑菌・細菌を滅菌している水、非加熱処理のナチュラルミネラルウォーターがおすすめ。

熱を微妙に入れて低温で殺菌したものは、水にもともと含まれているミネラルたちが熱で死んでしまっている状態です。

わたしは「天然抗酸化水」、「ナチュラルミネラルウォーター」と書いてあるものを飲むようにしています。さまざまな種類の水が販売されているので、ぜひいろいろと飲み比べてみてください。

水は1日に最低2リットル

水は、呼吸や生命維持活動でかならず使われています。人にもよりますが、1日2リットルは摂取したほうがいいでしょう。

水を摂らない人は、カラダのなかにある古い水を再利用するしかないため、くすみやたるみが出てきやすくなってしまいます。

逆に、しっかりと水を摂ることで、カラダのめぐりがよくなります。

一般的にもよくいわれている「朝起きて、1杯の水を飲む」という習慣は健康にいいので、本当におすすめです。

14

カラダがほしいのは本当に「食事」ですか？

本当にカラダに必要かどうかを見極める

食事は、食材が持っている情報をカラダに取り入れるために摂るものです。

100兆個の細胞のオーナーとして、わたしたちは、
「メンバーにいいものを届ける」
というミッションを持っています。

カラダの健康を維持していくためにも、こう問いかけてみてください。

「わたしたちのたったひとつしかない大切なカラダに、この食べ物が持っている情報を入れるのか？　入れないのか？」

空港の検疫のように、事前にしっかりチェックしましょう。

カラダの声をしっかり聞く

カラダに必要なものか否かは、自己対話が大切です。

ストイックに食事制限する人もいれば、ドカ食いしてしまう人もいますが、どちらもカラダの声を聞いているとは言い難いでしょう。

人は、疲れていたり、空気や水のめぐりが悪くなったりすると口寂しく感じることがあります。

「食事の時間だから」

「口寂しいから」

と本当は何か食べたいわけではないのに、口に入れてしまっていることも多いのです。

ストレスで食べすぎてしまう人が、しっかりカラダと対話してみると、本当は

「食べるよりも休んでほしい」

「もっと寝たい」

「マッサージを受けたい」

とカラダが訴えていることも多々あります。

何を求めているのかをカラダに聞いて、それに合ったことをしてあげましょう。

そうすることで、不要なものを取り入れすぎることもなくなり、心身のストレスも軽減するでしょう。

カラダの声に耳を傾けよう

15

自然な食材を摂る

自然な食物で食事をする

人間のライフスタイルが大きく変わり、日持ちのする、腐らないものが重宝されるようになりました。
でも本来、生きている人間に、生きていない食材を取り入れるのは不自然なことです。

生鮮食品は、放置していると、どんどん劣化が進み、やがて腐ります。
それが本来の、食材の姿です。

このような、自然な食材をカラダに入れましょう。

プロテインやサプリ、ハムやソーセージなど、人工的につくられたものは自然食ではありません。

また、コンビニ弁当やスーパーのお惣菜は、化学調味料や人工甘味料を使用していたり、美しく見えるように防腐剤をスプレーしたり、テカリを出すために、石油由来の増粘剤のようなものを使っています。

こういったものは、積極的に摂取しないほうがいいでしょう。

すべてを断つ必要はありませんが、できるだけ生きた食材をカラダに取り入れるだけで、カラダは変わります。

16

ゆっくりと、食事を楽しむ

罪悪感を持って食事をすると、太りやすい？


あなたは、食事を楽しんでいますか？

食事を楽しめずに、

「食べたら太る。でも食べたい」

という劣等感を感じながら食べている人は、とても太りやすい傾向があります。


その日の体調によっても、カラダが欲するものは違います。

季節感を感じ、食事に感謝しながら
「おいしい、ありがとう、楽しい」
とゆっくり30回ほど、よく噛んで食べましょう。

早食いは胃腸に負担をかける

急いでかき込むような早食いも、太りやすい食べ方です。

早食いは消化に時間がかかるので、胃腸にとても負担がかかり、代謝が落ちてしまいます。


すると、次の食事の時間も、カラダのなかではまだ消化中に…。

そこに新たな食べ物が入ってくると、消化処理が終わらず、カラダはどんどんくたびれていきます。

そうなると、消化できなかった余剰分は代謝されず、脂肪やむくみとなってカラダについてしまうのです。

これが、太る要因になります。

わたし自身は、食事は1食40〜60分ほどかけて、ゆっくりおいしくいただくようにしています。

その日のコンディションにもよりますが、1日に一般的な人の1食半ほどの量を食べています。

空気と水をめぐらせ、心地よく食事をすると、それだけで十分エネルギーを得ることができますよ。

ゆっくり味わって
食べ物の命をいただく

17

カラダは本当に必要なものでないと満たされない

それは本当にカラダに本当に必要なもの？

食べ物には、情報が入っています。
ニンジンにはニンジンの土の環境、栄養バランス、水分量があります。
キュウリはキュウリ、トマトはトマト、それぞれ別の情報を持っているのです。
わたしたちは、そういった食材の情報ごと、カラダのなかに取り入れています。
カラダと対話をして
「本当にこれがほしい。これが食べたい」

と思う生鮮食材の持っている情報は、わたしたちのカラダに必要なものと上手にマッチングします。

「このトマトはおいしい」

と感じながらビタミンCを摂っているときは、レモンではなくトマトの情報を欲しています。

足りないタンパク質を摂取するときも、

「マグロやサーモンでなく、サバがいい」

というところまでマッチングさせてあげることで、心から

「このお魚おいしいなぁ」

という気持ちで食べられるのです。

ほしい情報がないとどれだけ食べても満たされない

「お腹が減った。何でもいいから食べたい」
と言って、食べ物を乱暴に口に入れてしまっていませんか？

ほしいものと全然違う情報が一気に入ってしまうと、カラダは
「え!?　これをどう処理したらいいの？」
「いま必要なものは、これじゃないんだけど…！」
と混乱してしまいます。

また、欠乏している、本当にほしい情報が手に入らなければ、人のカラダはいつまで経っても満足できません。
そのため、ファストフードやコンビニで手軽に摂取できるものを食べても満たされず、「まだ食べたい」と思ってカフェでフラペチーノを飲む…といっ

た過食に進んでしまうのです。

カラダがほしいものを精査できるように、まずは、「腹七分目」の食事を目指しましょう。

次ページでも詳しくお話ししますが、情報の混乱がおさまってくると、カラダが欲しているものを見つけやすくなっていくはずですよ。

そして、本当に必要なものを食べられるようになると、カラダが満たされ、「食べても食べてもまだ足りない」という状態から抜け出すことができます。

食生活を見直すと、「第二の脳」腸も、腸とつながっている脳も好転し、人生もよりよくなっていきます。

ぜひ試してみてください。

18

「腹七分目」でカラダが元気になる

食べ物の消化が一番エネルギーを消費する

人間の生命を維持させていくうえで、わたしたちは大量のエネルギーを使います。

呼吸をする、運動をする、勉強をする、人と話すというように、さまざまなエネルギーの出し方がありますが、一番エネルギーを使うのが「食べ物を消化する」という活動です。

腹七分目にすることで、カラダの負担は大きく減っていくでしょう。

最初は空腹感を感じるかもしれませんが、早い人なら2～3日で慣れていきます。5日続けると、心も落ち着き

「カラダがラクになった」

と実感できるでしょう。

過食は病気を誘発する？

がん・心臓病・脳卒中・糖尿病などの生活習慣病は、過食も要因のひとつになっているという説があります。

たとえば、「癌」という漢字は、やまいだれに品と山と書きます。山ほど品物を食べると、病気になるという字だとも言われているのです。

先ほどもお話ししましたが、食べたものを消化していく行為が一番カラダのエネルギーを消費します。

膨大な情報を処理して、濾過し、さらに溶かして、代謝し、排出するというように、科学的にも再現できない高度なことを、わたしたちのカラダは日々こなしてくれているのです。

腹七分目に慣れていくごとに、あなたのカラダにとって心から
「おいしい！」
と感じられるものを、カラダに負担がかからない形で食べられるようになっていきますよ。

カラダに取り入れるのは、本当に必要なものだけでいい

19

生の旬な食材を食べる

加熱していないものを取り入れる

生の果物や野菜には、酵素が豊富に含まれています。
酵素は、果物や野菜が持っているエネルギーなのです。

人によってカラダに必要なものが異なるのですが、おすすめの食材は、春なら春のもの、夏なら夏のものと、季節に合わせた旬の果物や野菜を先に食べることを意識してください。

ぜひ、取り入れてみてくださいね。

肉：野菜・果物の摂取は3：7が理想

ノーマン・ウォーカー博士は、

「肉：野菜と果物＝30：70」

が理想と定義していました。


人間が生涯かけて食べる食事の総量は、およそ50トンといわれています。

10トントラック5台を思い浮かべてみてください。

欧米食の場合、8割が肉やポテトなどの油が多いものになるでしょう。

一方、新鮮な野菜や果物などが積まれているトラックは、3割だけ肉や魚が紛れているような状態です。

あなたは、どちらのトラックのほうがいいですか？

ビジュアルで想像すると、きちんといいものを食べたいと感じる人も多いのではないでしょうか。

健康長寿の民族は、水分の多い食材を食べている

健康長寿の民族は、ヒマラヤやエクアドルといった高山地で、空気・水がきれいな場所に住んでいることをご存じでしょうか。

その人たちは、主に70％以上水分を含む食材を食べているという共通点がありました。

具体的には

・果物
・野菜

などの旬のものや、

・お米
・サツマイモ
・トウモロコシ

といった主食を食べています。

ちなみに、穀物のなかでも水分の少ない小麦は入っていません。

『ウィークリー・ワールド・ニュース』というアメリカの雑誌によると、以前は、142歳まで生きた人もいたそうです。

信じられないかもしれませんが、本当の話です。

人間は、健康的な生き方をしていると、ここまで長生きできる可能性を持っているのです。

ぜひ、自分のカラダと向き合って、自分のカラダのパフォーマンスを上げていきましょう。

20

7つの習慣で、カラダと心を整える

世界中にひとつしかないカラダを丁寧に扱おう

カラダと心を整える食生活には、7つの習慣があります。

1　朝は排泄期のため食べない
2　空腹時には空気を最初に食べる
3　空気の次に水を食べる
4　ベジフルファースト
5　ベジフルファーストのあと、20〜30分後から食事を開始する

6　食事とは「人」を「良くする」と書く。食べた直後の状態を確認する
7　食事中に水を飲まない

ここからは、ひとつずつ順にご紹介していきましょう。

1　朝は排泄期のため食べない

カラダと心を整えるひとつ目の食習慣は、「朝は排泄期のため食べない」ことです。

本当に空腹の場合のみ、生の果物と水を摂りましょう。
水・生の果物・野菜の生しぼりジュースは、健康にいいので、朝以外でもおすすめです。

水分を多く含んでいる食べ物を食べることで、人間のカラダが元気になる

という研究結果もあるそうです。

また、「コールドプレスジュース」を誰よりも早く考えた人と言われている、ノーマン・ウォーカー博士は、１０９歳まで現役で活躍されていました。亡くなる前日までとてもお元気で、眠るように息を引き取ったといわれています。

人はカラダに合ったものを取り入れることで、ここまで長く、健康的に生きることもできるのです。


冒頭でもお話ししましたが、朝は、カラダが排泄の準備をする時間です。突然何もとらないのは物足りないという人は、生しぼりジュースを試してみてくださいね。

2　空腹時には空気を最初に食べる

「空気と水の力でカラダをほぐす」の項目でもお話ししましたが、じつは、カラダはご飯よりも酸素エネルギーを欲しています。

お腹が空いたとき、口寂しいときに、ついおやつに手を伸ばしていませんか？

でも、それは本当にカラダがほしいものではないので、満たされず、食べすぎてしまうことも多いのです。

空腹はご飯ではなく、酸素エネルギーのチャージサイン。

何かを食べる前に、まず深呼吸をしてみましょう。

大きく深く呼吸を繰り返しているうちに、脳ではなくカラダで

「本当に食べたいものは何か」

「本当にほしいのか？」

ということがわかるようになっていくはずです。

3　空気の次に水を食べる

3つ目の習慣も、「空気と水の力でカラダをほぐす」という項目に通じる内容ですね。

人のカラダの70％は水でできています。
この水の流れが滞ると、人は不調を感じるのです。

呼吸で酸素のエネルギーを取り入れ、カラダに循環させるように、しっかりと水を摂ることで、カラダの水のめぐりがよくなります。

水はカラダ全身をめぐるものですから、いろいろなものを試して、自分に合ったものを取り入れましょう。
カラダをめぐる生体エネルギー、血液、体液の流れがよくなることで、思考やマインドの流れもよくなっていきますよ。

4　旬ベジフルファーストを実践する

あなたは「ベジフルファースト」という言葉を知っていますか?

空気・水を食べたあとに、好きな果物、好きな野菜を最初に食べましょう。

これが、一般的なベジフルファーストですが、わたしはさらに旬のものを摂ることをおすすめしています。


食事の前に深呼吸をして、まずコップに1~2杯の水をしっかり飲みましょう。それから、最初に好きなものを食べることで、カラダに必要な栄養素を取り入れることができます。


季節によって体調も変わります。

とくに冬は、積極的に果物を摂らなくてもかまいません。

もし取り入れるなら、りんごやみかんなどがおすすめですよ。

「生で食べにくいな」

という場合には、お味噌汁や野菜スープなどにして食べてください。

そもそも、

「果物は糖質が高いからあまりよくない」

と言う人もいるかもしれませんね。


でも、糖質には、多糖類・単糖類など複数の種類があるのです。

果物や野菜に入っている糖質は「フルクトース」といいます。

このフルクトースをカラダに入れると、当然血糖値は上がります。

でも、その上がり方は、白く精製された砂糖・小麦・白米を食べるよりもはるかにおだやかなのです。

血糖値が急上昇してしまうご飯やパンよりも、果物を優先しましょう。

逆に、デザートに果物を食べることで、胃酸で果物が発酵し、太る原因になってしまうこともあるので、ぜひベジフルファーストに習慣を変えてみてください。

食べ合わせも意識しよう

果物を食べる際は、食べ合わせにも気をつけましょう。

とくに甘いものと酸っぱいものは、別々に食べることをおすすめしています。カラダで食べ物を消化する際、消化液を分泌するわけですが、甘いものに必要な消化液と、酸っぱいものに必要な消化液はそれぞれ異なります。

食材は、食べたあとに消化され、エネルギーとなって、血液中をめぐり、筋肉や骨に行き渡ります。

果物は消化しやすい食材のため、胃で消化されて十二指腸から小腸に届くまでにかかる時間は、約30分といわれています。

バナナは果物のなかでも、とくに腹持ちがよく、高タンパクで、繊維質も多い、パワーフードです。
でも、どんなにいいものでも、食べるときに組み合わせを間違えると消化に負担がかかってしまうので、ぜひ意識してみてください。

参考書籍
『ナチュラルダイエット――必要なのは3つの食習慣だけ』（ハーヴィー・ダイアモンド（著）／ディスカヴァー・トゥエンティワン）

おすすめの果物

酸味グループ	やや酸味グループ
オレンジ グレープフルーツ レモン みかん パイナップル イチゴ キウイ ザクロ ビワ ブルーベリー 酸味の強いリンゴ・ブドウ・プルーン・ネクタリン・さくらんぼ・スモモ	リンゴ モモ なし くわのみ あんず さくらんぼ ブドウ ネクタリン プルーン ライチ チェリモイア
甘いグループ	**例外 スピードグループ**
バナナ 柿 イチジク 巨峰 マスカット パパイヤ デーツ（ナツメヤシ） 干し柿 ドライフルーツ	スイカ メロン ドライフルーツ ※どの果物よりも早く腸へ到着するため、単独のほうが健康効果が早い

※左側のグループは単体で食べるのがベスト！
一緒に食べないほうがいい

カラダが喜ぶ果物を
胃に優しい形で摂ろう

5 ベジフルファーストの20分~30分後から食事を開始する

人のカラダは、昼の食事に丼ものを食べると、その日は、もう何も食べなくていいくらい、消化の仕事をし続けています。

ここで一般的な目安もご紹介しましょう。

・果物、野菜…30分
・魚類…6時間
・ご飯類…6時間
・丼もの…12時間

「丼ものは時間がかかるから食べたらいけない」

ということではなく、まずは自分にとって、ちょうどいい分量を知ることが大切です。

ベジフルファーストで食事をする場合も、消化する時間に合わせて、20〜30分ほど時間を空けるのがおすすめです。

あなたに合った食事方法を、丁寧に探していきましょう。

6　食べたあとのカラダの感覚を大切に

「食」とは「人」を「良く」すると書きます。

よい食事はカラダを健康的にしてくれるものなのです。

調子が悪い人も、いい食事をしたら元気になるものです。

前項の「自分のカラダの反応を観察する」ことと同じように、心やカラダの変化も観察してみましょう。

・食べた直後のカラダは軽いですか？　重いですか？

・おだやかなマインドになりますか？
・すぐに動けますか？
・眠くなっていませんか？

自分のカラダが気持ちいいかどうかを、感じてみてください。
ここでは、ただ感じるだけでかまいません。
観察しているうちに、食べ物を消化している時間がわかるようになってきますよ。

7　食事中に水を飲まない

食事をする前に、空気と水を食べることはおすすめしていますが、食事中に水を飲むときは注意が必要です。

食べているときに、水やお酒やお茶などで食べ物を流し込んでしまってはいませんか？

食事中は、胃腸が消化液を分泌して、食べ物を消化しようとしているので、水を飲んで薄めないようにしましょう。

お口直し程度は大丈夫ですが、飲みすぎないように、食事の習慣にしてしまうといいですね。

この7つの習慣は、どれから取り入れてもいいものです。

できるところから、少しずつ始めてみませんか？

食事のときは、いつも「命」をいただいている意識を忘れず、自分に合ったものを丁寧に、おいしくいただきましょう。

21 カラダの消化の働きには、個人差がある

人によって持っている消化酵素や腸内細菌は異なる

近年、日本糖尿病学会の学会で発表された『糖尿病診療ガイドライン』には、「果物の食事法は、糖尿病初期の患者または糖尿病予防に有効的である」という臨床データが記載されています。

でも実際には、その結果がすべての人に例外なく適用できるとは言いきれません。

それは、食べ物を消化するプロセスに、個人差があるのが要因です。

消化するプロセスでは、
・まず食材を噛んで
・唾液を出して咀嚼する（この唾液のなかには消化液が含まれています）
・そのあと喉、食道を通り
・胃でさらに消化される
・その後、腸に届く
という流れをたどります。

腸には無数の腸内細菌がいるのですが、体内に含まれる消化液や腸内細菌のバランスが、個人によって大きく違うのです。

そのため、

「ブドウを食べたら数値がドンと上がるけれど、イチジクやミカンは平気」

というように、果物によっても、人によって血糖値の上がり方が異なるものなのです。

ですから、自分にどんな果物が合うかは、実際に食べてみなければわかりません。

「食事は、自分に合うものを探していく」というスタンスで取り入れていきましょう。

果物は、消化の負担を減らすことができる

基本的には、上がった血糖値は、「インスリン」というホルモンがすい臓から分泌されることで下げることができます。

これはカラダに負荷がかかる行為です。

ところが、果物と野菜の場合は、ゆっくり血糖値が上がり、自然となだらかに落ちていくので、ホルモンの無駄づかいをしなくてすむのです。

カラダにとって大仕事である、消化の負担が軽くて済むということでもあります。

もともと、果物と野菜は血糖値の上がり方がゆるやかで、お米の半分くら

いのスピードだといわれていますが、
・カロリーが低く
・血糖値を上げにくく
・なおかつ、上がった血糖値を下げるときに、インスリンを必要としない
・消化が早い
…という食材が理想的です。

これらの要素を叶える、自分に合う果物や野菜を探しましょう。
どのように探していけばいいかは、次ページで解説していきますね。

22 自分のカラダの反応を観察する

自分に合う食事を探すには？

どんな食材が自分に合うかは、食べてみなければわかりません。
そのために、食事について、記録をしていきましょう。
このときチェックするポイントは、
・何を食べたか
・そのあとの体調
の2点です。

例

（朝）・リンゴ

・なし

（昼）・リンゴ

・お味噌汁

・雑穀米

・チョコ

（夜）・焼き芋

・お味噌汁

※水1日2〜3リットル

…という場合、

【体調メモ】

・お昼の食べすぎは、夜に調整できた

・朝は何も食べないときのほうが、調子がいい

・食べたいなと思う気持ちは、認知性のものだったみたい
・前の日は、ゴボウせんべいがあまりにもおいしくて全部食べてしまった

このように、一緒に気づきも書き残せるとよりいいでしょう。

書いてみることで、自分自身を高め、整えることができます。
記録することで、過食を防ぐ効果もありますよ。

自分のカラダの状態を観察することが、カラダの欲しているものを知るための、対話への第一歩になるでしょう。

カラダに合うものが見つかれば
心もカラダも整っていく

23 食事の流れを確認しよう

空腹感を数字で確認する

食事をするとき
「どれを食べようかな？」
と考えてしまってはいませんか？

食事をする前には、

「お腹が減っているかな？」

と問いかけて、カラダをスキャンするところから始めましょう。

このとき、どのくらいお腹が減っているのかを

・お腹がＭＡＸ空いている状態…１００％

・まったく空いていない状態…０％

と数値にして確認するのがおすすめです。

おそらく、健康に理想的な生活をしている人ほど、朝はお腹が空いていないのではないでしょうか。

ですから、

「何を食べようかな？」

と食べる前提で考えなくてもいいのです。

お腹の空き具合に合わせて、食事を決めよう

お昼は、お腹の空き具合を確認して食べるものを決めてください。

【30%くらいのお腹の空き具合のときの食事】
・カラダに入れるのは液体だけでも十分です
・あたたかいスープ、お味噌汁、あたたかいお茶、ハーブティー、水などがおすすめ

【50〜60%くらいのお腹の空き具合のときの食事】
・玄米のおにぎり1個（塩・のり）を目安に食べましょう
・焼き芋、柿、みかん、リンゴなどもおすすめです

【70%以上のお腹の空き具合のときの食事】
・しっかり和食を中心に食べてください
・ご飯、お味噌汁、焼き魚、お漬物、副菜がいいでしょう

24

「咀嚼」でカラダの疲れが変わる

しっかり噛むごとに、胃腸の負担が減っていく

みなさんはおいしいものを食べると、もっと味わいたくなって、つい次々に口に入れてしまっていませんか？

食事のときに一番大切なスキルは「咀嚼」です。

ひと口につき、30〜50回はしっかり噛みましょう。

噛むことによって、口内に「アミラーゼ」という分解酵素が出てきます。

アミラーゼは、食物のデンプンを分解して、胃で消化されやすい状態にしてくれる酵素です。

お米やお芋といった澱粉・糖質は、はじめに口のなかの唾液で分解され、胃に運ばれていきます。

食道から下に移動する過程で、食べ物もしっかりほぐれることで、胃や腸の消化が大いに助けられているのです。

疲れないためには、胃腸を休めることが不可欠。

噛むことで、胃腸の負担が減ると、カラダはラクになるでしょう。

噛むことは脳にも健康にもいい

「噛むことを忘れたら、疲れが増える」

と言っても過言ではないほど、噛むことは重要なポイントです。

疲れを感じているときは、胃腸が疲れているときです。

「最近ちょっと疲れているな…」

というときは、50回を目安に、しっかり噛むようにしてください。

「底力」という言葉は、お腹の力のことです。

しっかり噛んで食事をし、胃腸を元気にしてあげて、この底力が出せるようになると、人生は大きく変わっていきます。

よく噛むことで、消化がよくなるだけでなく、脳の認知機能が上がったり、免疫力が上がるという効果もあるといわれているほか、基礎代謝もよくなり、脂肪の燃焼効率が上がります。

逆に、胃腸が疲れていると、カラダの元気が出ないので、サプリを飲んでも、運動をしても、効果はなかなか上がらないでしょう。

マスクによって、唾液の分泌が減っている

近年は、感染症予防のために長時間マスクをしていましたね。
でも、マスクをすると唾液の分泌量が減るので、口のなかが乾いてしまいます。
口のなかが乾燥してしまったときの危険性も、知っておきましょう。

・細菌がカラダの内部に侵入しやすくなり、免疫力が下がってしまう
・歯周病が増えて口内の健康も損なってしまう
・乾燥で口臭が出ないように注意が必要

…このように、唾液は健康にも、消化にも欠かせない要素です。
しっかりと唾液が出るように、よく噛んで食べるようにしてくださいね。

25

食後の運動は心もカラダも軽くしてくれる

食後の運動で血糖値が下がる

昔の人は、適切なものを、必要な量だけ食べて動いていたので、とても健康でした。がんなどの病気も、いまほど多くなかったのです。

現代のわたしたちの場合も、食後のウォーキングや筋トレはおすすめです。食べた食後にカラダを動かすことで、脂肪が燃焼しやすくなります。

しかも、それだけでなく、血糖値も上がりにくくなるのです。

血糖値が上がらないということは、インスリンの分泌が抑えられるので、
血糖値の乱高下がなくなります。

すると…
・イライラしなくなる
・眠くならなくなる
という、メンタルの安定にもつながっていくでしょう。

食後の運動は、心にもカラダにもいい影響を与えてくれます。
普段の生活に、ぜひ、積極的に取り入れてみてくださいね。

食事でカラダを慈しもう

3章

カラダと心を「ほぐす」

26

人は健康に必要なものをすでに持っている

「ある」ものに目を向けよう

1章でお話ししたかつてのわたしのように、自分の「ない」ところばかりに意識が向いてしまっている人は大勢います。

「体力がなくなってきた」
「筋肉がなかなかつかない」
「エネルギーがない」
「でも、どうにかするための時間もお金もない」

こうなってしまうと、いつでも「ない」前提で想像をしてしまいます。

だからこそ、

「ないものを足す」

というメソッドやサプリのニーズが高いのでしょう。


でも、「ないものを足す」という発想では、満たされたと思った次の瞬間に、また「ない」という方向に目を向けてしまうので、ずっと頑張り続けることに…。


本来は、自立して歩いている時点で、十分に筋肉が「ある」のです。

まずは「ある」ということを思い出しましょう。

さまざまなものを足すことばかりしていることで、かえってカラダが本来の力を発揮できていないケースもあります。

まずは、カラダが持っている「ある」ものが存分に発揮できるように、クレンジング＆デトックスを行って、カラダをほぐしていきましょう。

27

緊張をとると、脂肪もむくみもとれていく

脂肪もむくみも、まずはほぐしてあげる

カラダが硬くなったり、むくんだりするのは、筋力不足、運動不足が原因だと思っていませんか?

じつは、一概にそうとはいえません。

カラダは冷えて硬くなると、それにともなって表面がたるんできたり、むくんできたりします。

これは、「弱っているところを守るために水や脂肪が寄ってくる」という、

生体のとても正しい反応です。

冷凍してカチカチに凍った硬いお肉に塩コショウをしても、味はつきません。一度あたたかいところに出して、柔らかくしますよね。

人のカラダも同じです。

柔らかくしてからアプローチしたほうがいいのです。

まずは、カラダの緊張をほぐしてあげましょう。

カラダをきちんと労ってほぐしてあげたら、緊張した場所を守るために集まっていた脂肪やむくみは、スッととれていきますよ。

28

言葉をかけることで、カラダはほぐれる

カラダの凝りや痛みを認めてあげよう

「カラダの凝りをとりたい」

「痩せたい」

と言って、いきなりジムに行ったり、スポーツウェアを着てストレッチを始めたりする人は大勢います。

でも、カラダからすると
「え？　急に何!?　ちょっと待ってよ」

と反論したくもなるでしょう。カラダの準備が整っていないのです。

ですから、急激なダイエットをすると、リバウンドすることも多いのです。

カラダをほぐすには、まず
「カラダの凝りや痛みを教えてくれてありがとう」

と認めるところから始めましょう。

「放っておいてごめなさい。いまからほぐすね」

と思うだけで、自然とカラダがほぐれていくものなのです。


心のなかで思うだけでもいいので、言葉にしてみてください。

人に対するときと同じです。突然、「あれをして。これをして」と言われると、気分が悪くなりますよね。カラダのことも、大切な人に接するときと同じように優しい言葉をかけて扱ってあげてください。

カラダがほぐれると、動かしやすくなるので、ストレッチや運動の効果も出やすくなりますよ。

29

リラックスしながら、楽しみながらカラダをほぐす

自分の「ワクワク」を思い出そう

カラダの凝りや脂肪、むくみについて
「教えてくれてありがとう」

という気持ちでカラダがほぐれてくると、気持ちがラクになっていくものです。するど、

「あれがしたい。これがしたい」

と自然とフットワークも軽くなっていくでしょう。

たとえば、きれいな海を見に行きたかったら、旅行に出かけるのもおすすめです。
海で泳ぐのもいいですね。
歩くのが好きな人なら、美しい景色を見ながら散歩するのもいいでしょう。

頑張って運動をしなくても、心身ともにリラックスしながら、楽しみながら、カラダをほぐすことはできます。

いつもと違う場所に行き、本当に自分が満足できることをしましょう。
忘れていたわくわくする気持ちを思い出すことは、カラダにとってもいい循環をもたらしてくれます。

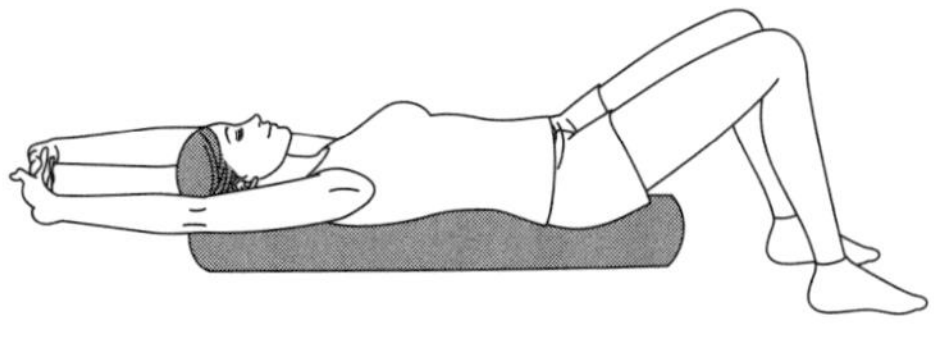

30

シンプルな方法で健康をキープする

ライフスタイルに欠かせないのは「立つ・歩く・噛む」

人間が健康でイキイキとライフスタイルを楽しむためには、3つのスキルが必要です。

それは、

1　自分の足で立つこと

2　自分の足で歩くこと

3　自分の歯で食べ物を咀嚼し、飲み込めることこの3つは優劣をつけられないほど、すべて欠かせないものです。
とてもシンプルなスキルですが、いつまでも自分でできるように意識していきましょう。

余計なことをしない

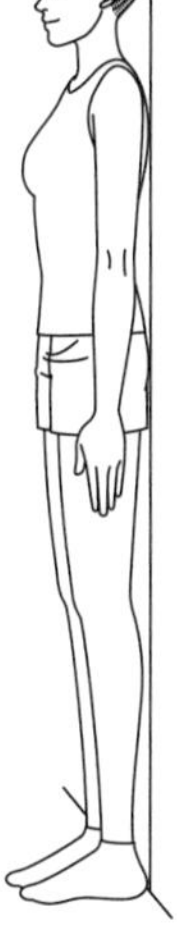

繰り返しになりますが、わたしたちのカラダにはいろいろなものが「ある」ので何か余計なものを足す必要はありません。

もし、気になることがあったときは、まず深呼吸をしてみてください。
水を飲んでみてください。
空気と水の循環がよくなると、「ない」という欠乏感が薄れるものです。
足すことをやめると、心身ともどんどん軽やかになっていきますよ。

自分の生活を
引き算で考えてみよう

4
章

カラダと心を
「鍛える」

31

「鍛える」＝頑張る、ではない

ワクワクに向けて覚悟を決める＝鍛える

「鍛える」ということは、頑張ることとは違います。
「鍛える＝覚悟」と考えてみてください。

「わたしは、絶対にこの方法でかわいくなって、美しくなって、イキイキと輝く！」

と決めることが「鍛える」ことです。

人の心のなかには、「ラクをしたい自分」と「やりたい自分」がいます。

このとき、

「自分は、絶対何があっても、やるのだ！」

というワクワクに向けて、覚悟を決めましょう。

覚悟さえ決めれば、方法はあとからしっかりついてきます。

「ねばならない」からの卒業

「つらいことを頑張らねばならない。苦行をずっとし続けることが、覚悟だ」

という「ねばならない」を持っていませんか？

多くの人が、これを「鍛える」だと誤解しています。

まず、この「ねばならない地獄」から卒業しましょう。

・歩かねばならない

・毎日やらねばならない
・姿勢はこうでなければならない

…こんなことばかりでは、常に気持ちがつらく、苦しくなっていくばかりです。

でも、わたしたちの多くは、こういった言葉がけをされて育ってきているため、「ねばならない思考」に、はまってしまいやすいのです。

「ねばならない」より「◯◯したい！」に切り替えましょう。

そうすれば、苦もなく鍛えられるようになりますよ。

頑張る思考を手放せば、カラダと心はもっとしなやかになる

32

まず心から鍛える

脳もカラダも変化を嫌がる

鍛えると決めたら、まずは
「わたしはこれをやるぞ！」
「本気で変わるぞ！」
と決意しましょう。

これには、お金も時間もいりません。
結果的にできなくてもいいのです。

でも、意外と、覚悟を決めることができない人は大勢います。

本当に変わることも、最初は怖いと感じるものなのです。

変化が苦手な脳とカラダを、心でリードする

「自分の現状を守りたい」

と思うのが、脳やカラダの持っている性格です。

たとえば、

「わたしは肥満で肩こりもあって、この体型はおばちゃんみたいで嫌です。もっときれいになりたいのです」

と言う女性も、いざトレーニングを始めようとすると、

「こんなに大変なことができるかな…。続けられるかな」

と思うものです。

普通に暮らしていると、人間は常に、安全地帯にいたいもの。

でもずっとそこにいては、豊かさもしあわせも感じられません。
しあわせを感じるには、変化が必要になってくるのです。

繰り返しになりますが、脳は変化を嫌います。
だからこそ、あえて
「よし、やるぞ！」
決意することがとても大切なのです。

実際にカラダを動かす前に、まずこのマインドセットをしっかり行いましょう。

先に心を整えれば結果も変わる

33

「120%」を意識することで、脳やカラダを覚醒させる

自分の120%を目指していますか？

多くの女性は
「本気を出したらきれいになる」
と思っています。

では、どうしたら本気を出せると思いますか？

美しさのレベルを上げるために、いま、自分が70%でパフォーマンスして

いるとしましょう。

それを100%にするためには、110、120%のことを定期的に行うことが必要です。


これは、脳・カラダを怠けさせずに、覚醒させるために欠かせません。

しんどいなと思いながらでも、
・1回多く腹筋やスクワットをする
・息をあと3秒多く吐く
・2回深呼吸を多くする
これはほんのちょっとしたことでかまいません。

気合を入れて「頑張る」のではなく、ただ淡々と取り組みましょう。

常に120%という意識を持つことで、普段の動きが70%から80%、90%とレベルアップしていくようになります。

ある日、突然、100%を出せるようになって、きれいになる人はいません。日頃から120%を目指しましょう。

まずは意識をしていく

「鍛えること」ができない人は、つい、その場しのぎの美容やサプリなどに走ってしまいがちです。

でも、120%を目指すために、わざわざつらく苦しい思いばかりする必要はありません。

楽しいこと、カラダがラクになることも取り入れましょう。

たとえば、

・精神状態が苦しいときにも笑ってみる
・落ち込みそうなときに、深呼吸して整える

・ONE BODYのストレッチでカラダを柔らかくする
・落ち込んでいきそうだなと思ったら、温泉に行って温かいお湯に入る
……こういったアプローチも有効です。

これらを意識できるようになると、カラダが美しく、しなやかに変わっていき、決意して「鍛える」ことも、どんどんラクになっていくでしょう。

そのためにも、まずは、120%を意識するところから始めてみませんか。

34

さまざまなアプローチでカラダを鍛える

身を美しくする

カラダを鍛えるというと、厳しいトレーニングや鍛練、反復練習のイメージが強いかもしれません。

でも、「ＯＮＥ ＢＯＤＹ」では、カラダを美しくすると書いて「躾」。つまり、普段の立ち姿勢、座っている姿勢、動き、歩き方などの美しさを目指していくという考え方を大切にしています。

お尻や背中など気になるところを鍛えるときも、ポーズが美しいかどうかを意識しましょう。

頑張って重たいものを担いでスクワットをしても、姿勢が美しくならなければもったいないですよね。

自分の体重できれいなフォームをつくるほうが気持ちもいいし、普段の姿勢まで美しくなるので楽しくなるはずです。

7つのステップ

ここで紹介するのは、ONE BODYが大切にしている7つのステップです。

最初は、トレーナーやコーチから情報を受け取ります。

そして、実際に実践してみて「わかる」にステップアップします。

「わかる」から「できる」「変われる」「続けられる」というように、ステップアップするには個人差があります。

「変われる」のは、早い人で1ヵ月。
遅い人では2～3ヵ月かかる人もいます。
この「できる」から「変われる」段階のときに、一番やめてしまう人が多いので注意が必要です。

やめる理由は、
・そもそも「できる」ところまでのステップが楽しくなかった
・同じことばかりで飽きてしまった
というパターンが多い傾向にあります。

でも、本当は、トレーニングは「できて」から楽しくなるものです。
できるようになってからも、楽しくないのは、もしかしたら無理をしすぎているのかもしれません。

つい頑張ってしまっていませんか?

自分で自分に、負荷をかけすぎないようにしてあげてくださいね。

ここさえクリアしてしまえば、ほかのステップでつまずく人はほとんどいません。

もし思い当たるところがあるのなら、「鍛える」べきところなのだと思って、取り組んでみましょう。

大切にしている7つのＳＴＥＰ

さらに変われる
続けられる
変われる
できる
わかる
伝わる（知る）
伝える

35

1 お腹をへこませるエクササイズの基本！

日常の動きを美しくする

カラダを鍛えるためにおすすめしているエクササイズは、全部で5種類あります。

・お腹をへこませる
・美姿勢
・腹筋
・スクワット

・ウォーキング

この5つが行えるようになることで、カラダの使い方が変わり、脳が変わり、身も心も人生も、スッキリしていきますよ。

ひとつずつ、順番に見ていきましょう。

すべての動きの基本「美姿勢」！

腹をハーッとへこませると、物理的に内圧が上がって、腸に刺激が入ります。

普段使っている外側の筋肉がほぐれ、カラダの内側からお腹が使えることで、腹圧が高まり、内臓の位置が整いやすくなるのです。

グーッと腹圧が上がることで、結果的にお腹もゆるんでいきます。


カラダのエネルギーをうまく扱っていくためには、まずお腹に力を宿すこと。お腹にエネルギーを集めることが重要です。

ＯＮＥ ＢＯＤＹの「ペタ腹呼吸」で、エネルギーを集める練習を行いましょう。

産後のおかあさんには、ペタ腹呼吸はとくにおすすめです。

妊娠中のおかあさんはお腹が大きくなり、内臓の位置なども大きく変わってしまっています。

そのため、ペタ腹呼吸から始めることで、内臓の位置が整うのです。

産後最初にお腹を引きつける練習から始めることで、スタイルも戻りやすくなるでしょう。

また、お腹に力が宿るので、結果的に、出産前の状態に早く戻ることができますよ。

この呼吸法は、簡単で、場所・時間・人を選ばない、万人に効果の高いおすすめのメソッドです。

運度が苦手な人も、ぜひここからチャレンジしてみましょう。

ペタ腹呼吸の方法とは？

1　まず壁を背にまっすぐに立ちます。

2　腰が反らないように、骨盤を壁に沿わせ、まっすぐ立ちましょう。

3　鼻から息を5秒間吸い込みながら、お腹を最大限へこませます。
（力加減は常に100％、120％で行いましょう）

4　次に5秒間、さらに100％へこませながら息を口で吐きます。

5　最後に5秒間、さらに100％へこませながら、息を鼻で吸い込んで終了です。このペタ腹呼吸は、1回15秒が目安です。

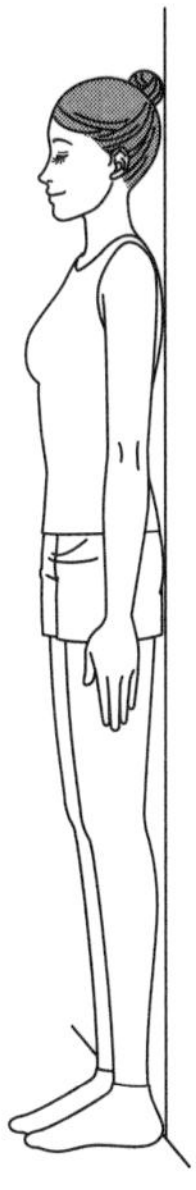

数字に縛られず、1日に何度実施してもかまいません。

最初は壁を利用しながらですが、慣れてきたら、立ち姿勢・座り姿勢・運転中・お風呂のなか・歩きながら…いつでもどこでも実践できます。

簡単な方法ですが、上手にお腹にエネルギーが溜められるようになると、カラダがみるみる変わっていくでしょう。

ペタ腹呼吸の効果

ペタ腹呼吸を始めると、このようなことが起こります。

・動かせる筋肉が増えて、基礎代謝が上がる
・腹圧が高まることで、内臓の位置が整う
・内臓（腸）の働きが活性化する
・（腹斜筋、腹横筋、横隔膜、腸腰筋、骨盤底筋、肛門括約筋）を使えるよ

うになる
・内臓脂肪が燃焼しやすくなる
・脊椎のＳラインが整う
・お腹が引き締まる
・腰痛、肩こりなどの不調が改善する
・自律神経のバランスが整う
・アウターマッスルとの連動性が高まる
・インナーマッスルに力が入ることで下半身が軽くなる

続けているうちに、確実に変わります。

「やってみる！」

と決めて、ぜひ日常に取り入れてみてくださいね。

36

2 姿勢を美しくするエクササイズでカラダの縦のラインを整えよう

カラダの縦軸が整うとカラダが軽くなる

お腹を鍛えたあとは縦軸の「姿勢」も美しく整えていきましょう。

美姿勢とは、全身の骨の配列が整い、足の裏から頭の先までが一本の線のようにポジションをとれることです。

美姿勢は、二次元的なポイントだけでチェックしないようにしましょう。

・肩が下がっている
・骨盤が傾いている

・体重の乗せ方

というところまで、意識を向けてみてください。

足に100%体重乗せていると、自分が思っている以上に背骨が丸まってしまいます。頭から天に向かって、50%くらい自分のカラダの重さを返す意識で立ってみましょう。

背骨のS字に沿って、元のあるべき形にきれいに整うと、体重が軽く感じられますよ。

姿勢を正し、背骨の配列がよくなると、自然といい姿勢をキープできるようになるでしょう。

美姿勢も、慣れてきたらどこでもできるようになるので、続けてみてくださいね。

姿勢が整うと、カラダは頑張らなくてよくなっていく

姿勢を整えると、カラダがラクに引き締まっていきます。呼吸もしやすくなり、お腹に力が入るので、お腹でカラダをうまく支えることができます。するとと不思議なことに、どんどん、「頑張る」意識が不要になるのです。

ペタ腹呼吸とこの姿勢だけでも、カラダがカーッと熱くなり、元気になるでしょう。

「姿勢をよくしましょう」と言うと「頑張らなきゃいけない」といったイメージが湧きやすいものです。

でも、逆に姿勢を整えたほうがラクになるという感覚はおもしろいものですよ。

ぜひ、姿勢がよくなるのを、カラダと心で体感してみてください。

変化に気づけると、トレーニングがどんどん楽しくなっていくでしょう。

＊姿勢を美しくするエクササイズ＊

重力を感じ、息を吐きながら力を抜いて行う

1 壁を背に立つ
体重が半分になったつもりで、
頭の上の空気を押すように立つ
息を吐き、お腹はへこませておく

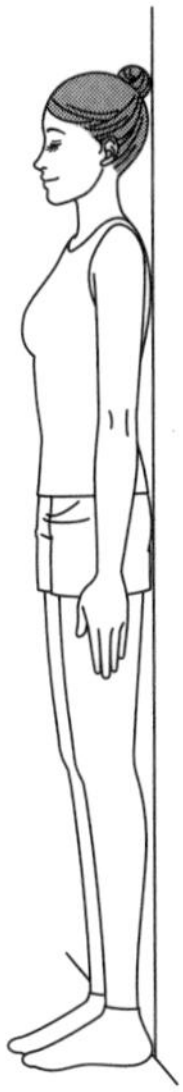

37 美姿勢で、美しくなる

立ち・座りの美姿勢を確認する

美姿勢を保つ方法を、さらに詳しくご紹介しましょう。

●立って行う場合のポイント

1　まず壁を背にまっすぐに立ちます。

2　腰が反らないように骨盤を壁に沿わせます。

3　外側のくるぶし、膝、股関節、肩関節、耳が一直線になるようにしましょう。

4　顎を鎖骨の上に置き、最後に重心を上げてください。
（体重の半分を天に返す意識が大切です）

●座って行う場合のポイント
1　骨盤の真上に頭がくるようにしましょう。
2　顎を鎖骨の上に置き、最後に重心を上げます。
（体重の半分を天に返す意識）

どちらも、下半身に体重をかけすぎないように注意してくださいね。

美姿勢の効果

・全身の骨の配列が整う
・普段無意識に使っている力み、緊張がとれる
・逆に普段使えていない体幹（とくに腹）に力が宿り、全身が安定する

・すべての所作が美しくなる
・重心が上がり、足への負担が軽減する
・身長が高くなる
・全身が安定する
・小顔に見える
・痩せて見える
・お腹がへこむ
・脂肪が燃焼しやすくなる
・腰痛、肩こり、膝の痛みが改善する
・自律神経のバランスが整う
・腸の働きがよくなる

このように、姿勢を整えると、見た目にも、凝りの解消や内臓の働きにも、いい影響を与えてくれます。

38
ストレッチ用ポールを使ったセルフ整体に挑戦する

ストレッチ用ポールでカラダを整える

「ストレッチ用ポール」を使ったセルフ整体は、重力を活用した、自力と他力の融合メソッドです。

全身の姿勢を整え、筋肉や関節まわりをほぐし全身のめぐりが劇的によくなるでしょう。

1　はじめにマットの上に仰向けに寝て、ビフォーの姿勢をセルフチェックして分析しましょう（セルフスキャニング）。

2　上半身、下半身のセルフ整体が終わったあともセルフスキャニングしましょう。

セルフスキャニングのポイントは大きく7つです。
各ポイントを、自分の感覚で確認していきましょう。

【上半身】
1　手を組み、肘を伸ばす
2　胸を広げる
3　内旋外旋
4　交互に内旋外旋
5　肩甲骨上から下
6　肩甲骨下から上
7　最後に大きく回す

【下半身】

1　両足抱え
2　股関節コンディショニング
3　片足抱え
4　開脚3種
5　腰捻り
6　四の字
7　ハムストリングス2種

いかがでしょうか？
自分のカラダの感覚を、しっかりつかんでいきましょう。

肩こりをやわらげるエクササイズ

重力を感じ、息を吐きながら力を抜いて行う

1 100cm程度のストレッチ用ポールの上に仰向けになる
両手を組み、息を吐きながら力を抜いて伸ばす

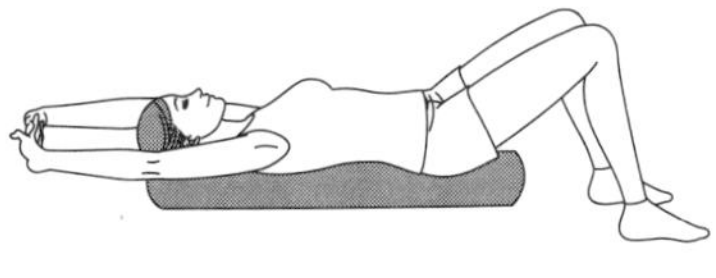

2 肘の角度を90度にして胸を開く

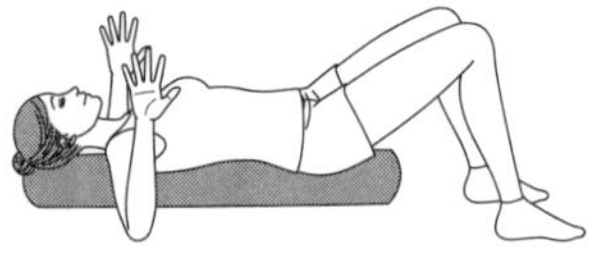

3 右手と左手を交互に上げ下げする

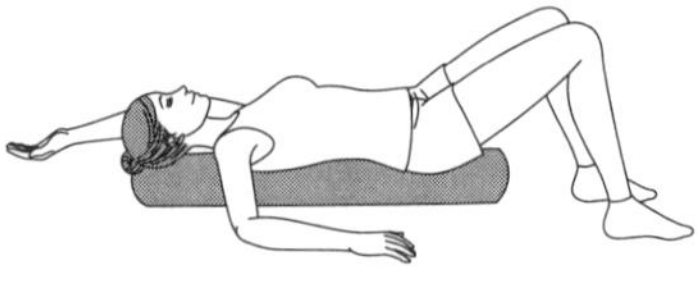

4 深呼吸しながらゆっくりバンザイする

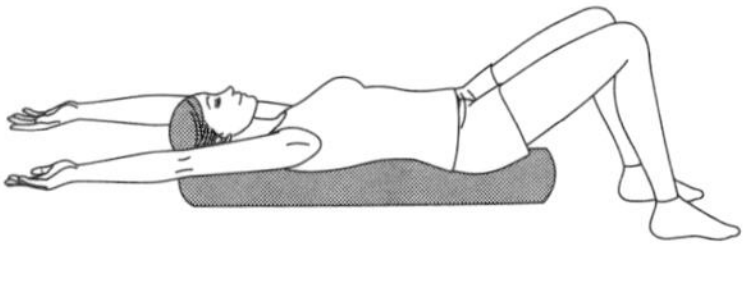

5 息を吐きながら、両手を床に這わせて下に下ろす

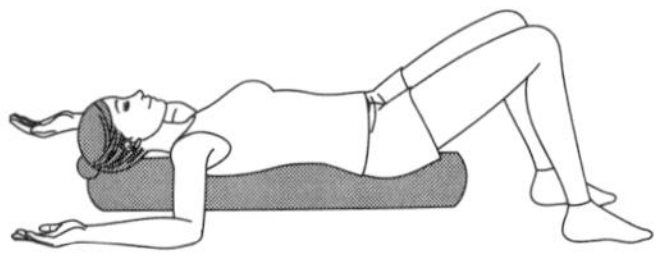

6 床に這わせながら両肘を下ろす

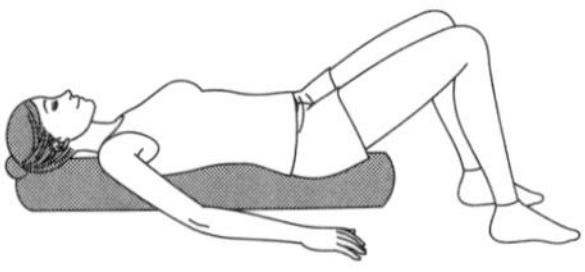

7 床に這わせながら両肘を上げる

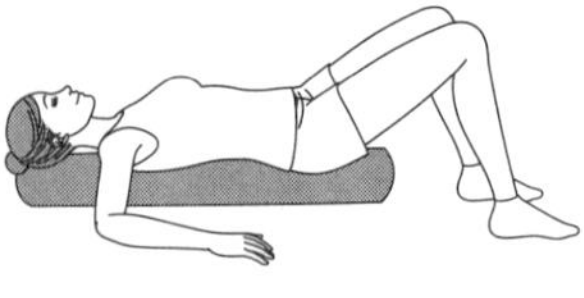

8 深呼吸しながら両腕を大きく回す

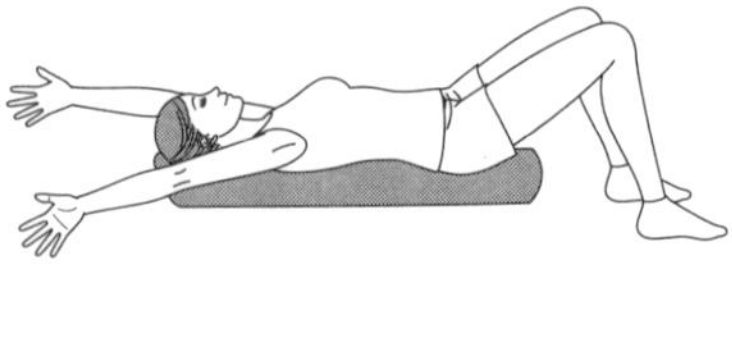

＊腰痛をやわらげるエクササイズ＊

重力を感じ、息を吐きながら力を抜いて行う

1 ストレッチ用ポールの上に仙骨（腰の少し下）を乗せて、両膝を抱える

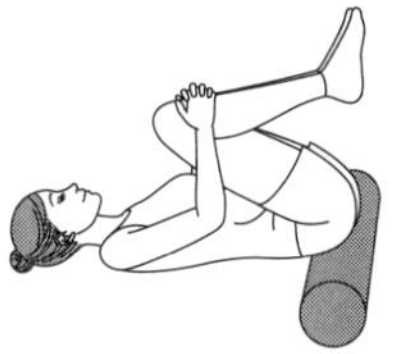

2 両手でストレッチ用ポールを固定し、膝を曲げた状態で上下に動かす

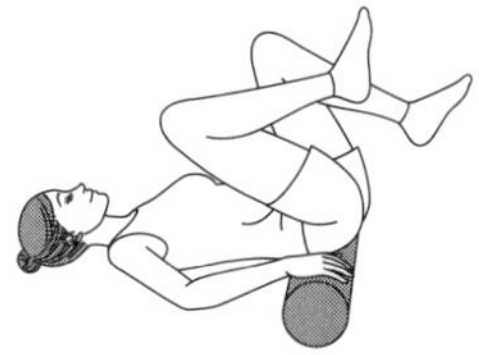

3 片膝を両手で抱え、反対の脚を伸ばす

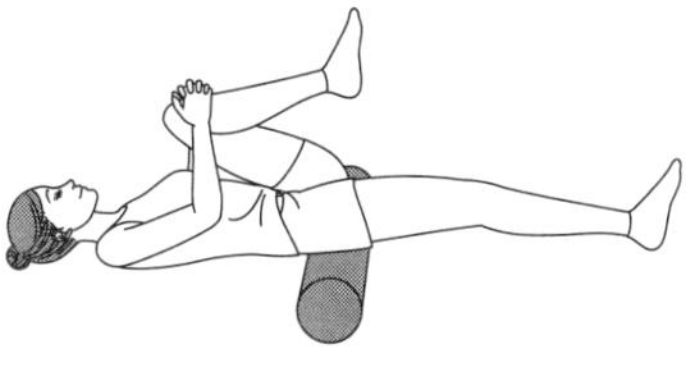

4 もう片方の脚でも行う

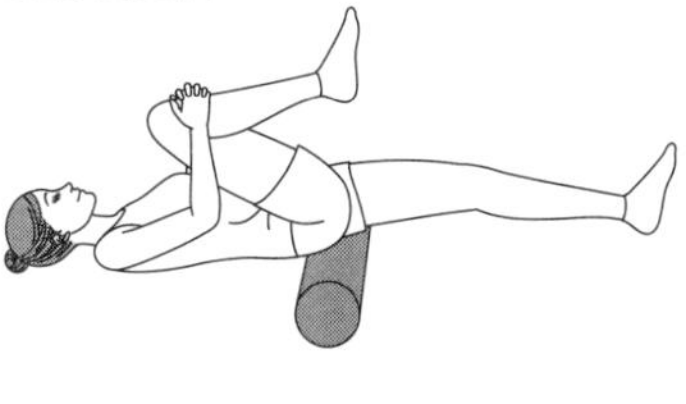

5 両膝を伸ばして、ゆっくりと無理のない範囲で脚を開く

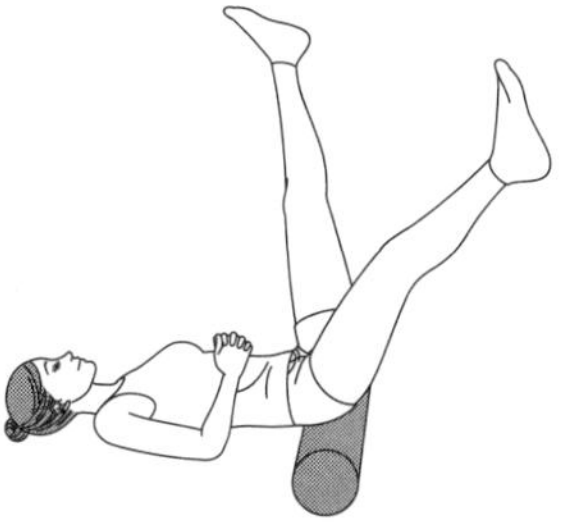

6 軽く膝を曲げ、左右の脚を軽く揺らす

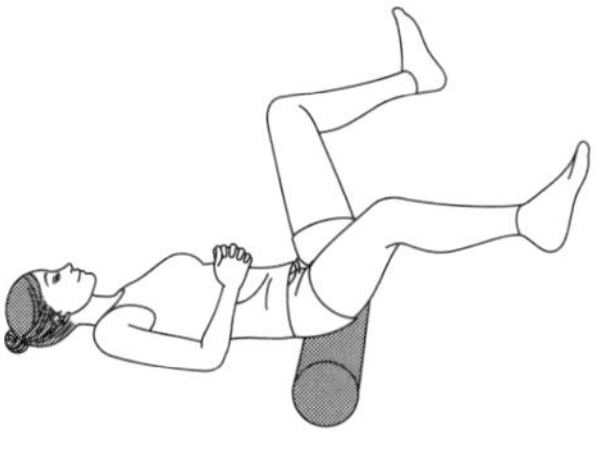

7 片脚をまっすぐ下に伸ばし、両手を広げ、身体を捻る

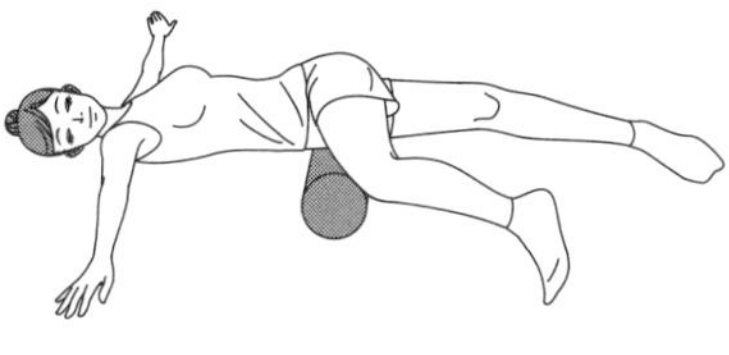

8 反対も同様に行う

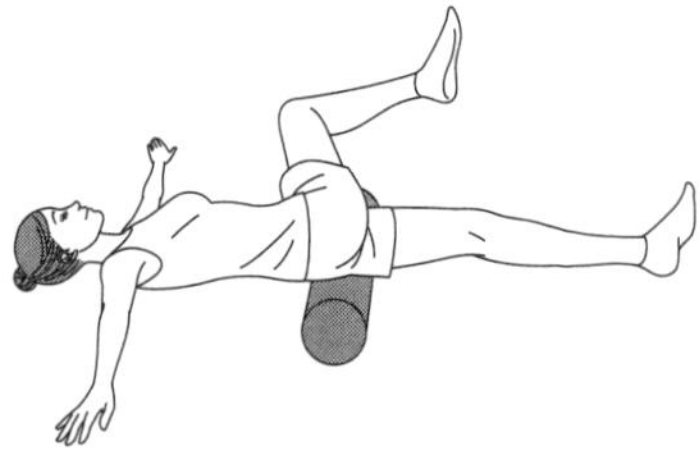

9 片膝を曲げ、反対側の膝に乗せて手前に引く

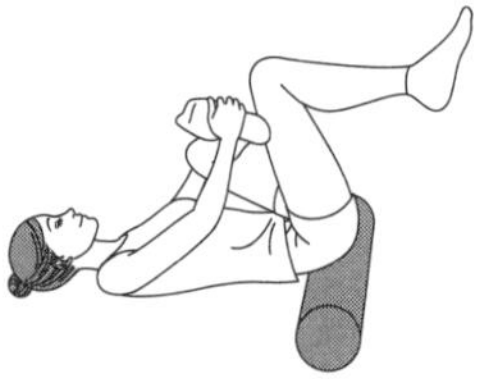

10 反対も同様に行う

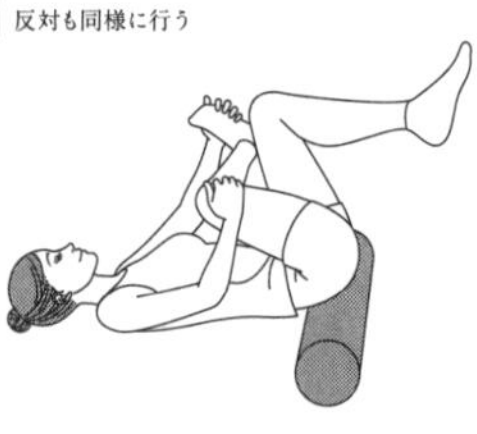

11 片脚を真上に伸ばし、反対側の脚で、かかとから押し、さらに伸ばす

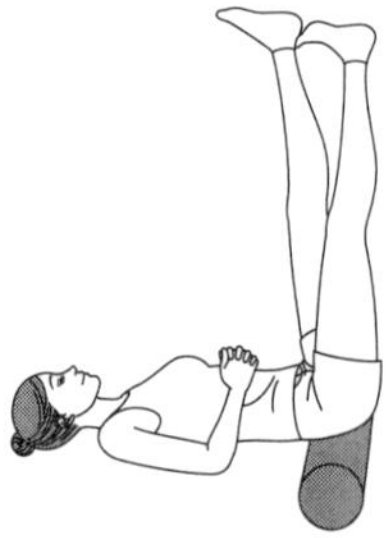

12 反対も同様に行う

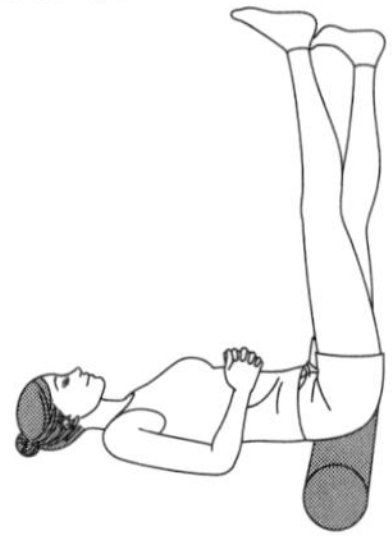

13 息を吐きながら全身を伸ばす

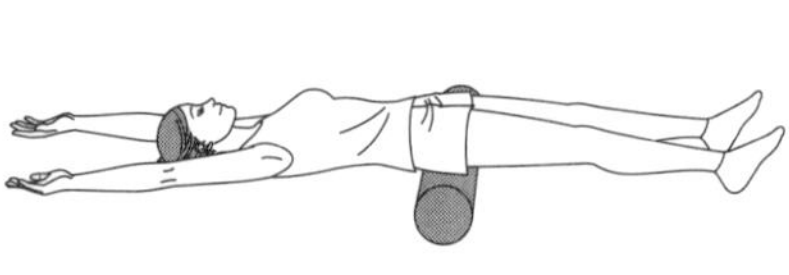

ストレッチ用ポール、セルフ整体の効果

・普段の動きの偏りがとれ、全身の緊張がほぐれる
・重力と筋肉の伸張反射を利用することで無理なく整い、広がり、伸びる
・よく眠れるようになる
・カラダの痛みが改善する
・朝起きたとき、カラダが軽く感じる
・反り腰・猫背・ストレートネックが改善する
・運動や筋トレがやりやすくなる
・肩、腰、股関節の可動域が拡がる
・胸が広がり呼吸が深くなる
・お腹に力が入りやすくなる

このように、美姿勢とはまた違った場所を鍛えることができるでしょう。

姿勢が整えば
カラダだけでなく、心まで整う

39

3 お腹をへこませて お腹がくびれるエクササイズを行う

ペタ腹呼吸を応用しよう

仰向けでペタ腹呼吸をしながら、指先が膝に着くまで腹筋を使って起き上がってみましょう。

ペタ腹呼吸をしながら腹筋をするときは、まずお腹にエネルギーを集めるようなイメージをします。

「グッと力を入れよう」

というよりも、ハーッと息を吐き、お腹をへこませながら、お腹の内圧を

＊おなかがくびれるエクササイズ＊

重力を感じ、息を吐きながら力を抜いて行う

1 ヨガマットの上で仰向けに寝る
リラックスした状態で両膝を曲げ、両手をお腹の上に置く
息を吐きながら、最大限お腹をへこませる（5秒間）
次に、鼻で息を吸いながら、お腹をさらにへこませる（5秒間）

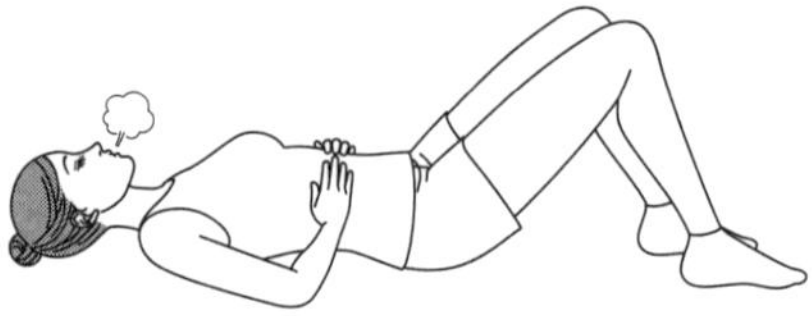

2 片手を後頭部に回し、もう一方の手はまっすぐ伸ばして、
息を吐きながら上体を起こす（10秒間キープ）
一度寝て、休まずに手を入れ替えて、反対も同様に行う
（苦手な方はズボンをつかんでもOK）
これを5回連続で行う

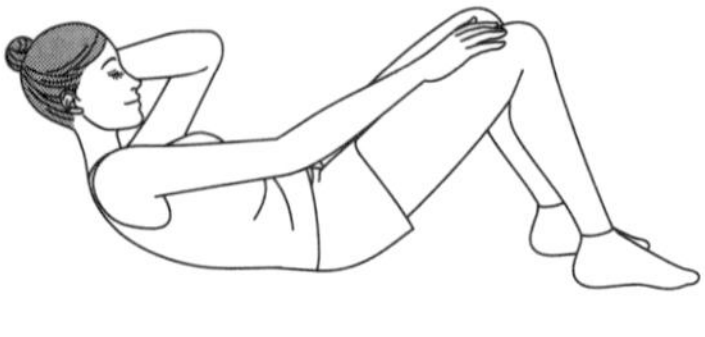

上げるようにしてください。

「お腹のなかにエネルギーをどんどん集めよう」と意識すると、うまくいきやすいでしょう。

肋骨や背骨も協力して、お腹をへこませながら腹筋をすることで、おのずと腹部全部の場所に力が入り、効果的です。

もし腹筋ができないという人は、足を手で持ってみてください。

膝の位置が遠いと起き上がるのも大変なので、最初は膝をしっかり立てると少しラクに行えますよ。

動きとしてはとてもシンプルですが、腹部の大きな運動になるので、効果的です。

動きに慣れてきたら、

・腕は頭と首をサポートする最小限の力で行う

・呼吸は止めずに、吸ったらすぐ吐く
・全身の力は抜いて、お腹のみで行う
・実施しながらカウントを忘れない
・顎は上に向ける
・目線は常時斜め45度
といったことにも注意を向けてみてくださいね。

お腹へこませペタ腹呼吸腹筋の効果

お腹へこませペタ腹呼吸腹筋を実践した人からは

・ウォーキングがラクになる
・すべての動きがスムーズに行えるようになる
・姿勢がよくなる
・脂肪燃焼促進

・便秘改善
・腰痛改善
・全身の代謝力アップ
・運動パフォーマンス向上
・声がよく出る
・消化力が上がる
・持久力がつく
・本音が言えるようになる

といった声をいただいています。

こちらも、実際の動画や写真を見ることで、一層変化を感じられるようになるでしょう。

40

お腹でエネルギーをつくる

骨ではなく、お腹でカラダを支えよう

カラダを起こしておくためには、力が必要です。

カラダをまっすぐ立てておくために、背中や肩でグーッとして頑張っている人は、カラダに痛みが出てしまいやすいでしょう。

でも、お腹でポンと座れるようになると、肩こりも背中の凝りもずいぶんラクになりますよ。


お腹は、無尽蔵にエネルギーを出せる場所です。

筋肉的にも柔らかくて、水分が多くて、骨がないからです。

骨がある場所は、構造が複雑なので、エネルギーは渋滞を起こしやすくなります。

水が流れにくいところを頑張って使うよりも、水がある、湖や海のような場所をしっかり整えていくことが大切なのです。

そこにエネルギーが宿れば、血流もよくなり、姿勢もよくなり、マインドも整うので、いいことづくめです。

日頃から、お腹に向けて120%の意識ができると、カラダも人生も一気に変わりますよ。

41

鍛えるときには、一度にたくさんの効果を得られるように

ストレッチの価値を上げて、モチベーションも上げる

カラダだけではなくて、ひとつの出来事に3つくらいのメリットを探しましょう。

わたし自身も、限られた時間のなかで、たくさんの効果が出るものをメソッドとしておすすめしています。

そうして「ストレッチを行う価値」を高めていきましょう。

あれもこれもする時間がない人ほど、一度にたくさんの効果が出ることを

行うようにしてください。

わたしのメソッドは、どこでもできる呼吸をしっかり使いこなすことから始めています。

物理的な筋力で姿勢が整うだけでなく、マインドも整います。

姿勢などの見た目もよくなり、消化吸収もお通じもよくなっていいことづくしです。

決断力はお尻に宿る

決断力がある人は、お腹とお尻にしっかりと力が入っています。

一方、便秘の人は、決断力がありません（！）。

人は、お腹の調子が悪いと、判断力が鈍くなってしまうものなのです。

もちろん性格も影響しますが、そもそもお腹のコンディションがいい人は、常に思考が安定しています。
判断も早いし、決断も早いし、覚悟も決まりやすいのです。

大きくてムッチリしたウンチができる人は、決断力も上がっているでしょう。
逆に、コロコロコロコロというウンチをしている人は、パフォーマンスが低いもの。
なんとなくイメージできませんか？
決断力には、お尻の力が重要なのです。

物事は、どんなことでも、全部つながっています。
だからこそ、ひとつずつ、きちんと整えていきましょう。

決断力を磨くには、お尻を鍛えよう

42

4 カラダが軽くなるエクササイズ 無重力スクワットでお尻を鍛える

お腹を起点に上半身と下半身を動かそう

無重力スクワットでは、まず、お腹をハーッとへこませて、ペタ腹呼吸をしながら行いましょう。

すべての動かす起点は、常に「お腹」です。

この無重力スクワットは、お腹、お尻、内もも、裏ももの大筋群を使って行う全身のエクササイズメソッドです。

全身の血流を促進し、代謝向上、疲労回復、運動機能が向上させましょう。

ポイントは、

1　お腹・股関節・お尻だけで、空中で後ろにスライドさせ、戻すこと。

2　お腹・股関節・お尻を後ろにスライドさせたとき、上半身をまっすぐ倒して直立に戻すこと。

3　美姿勢と同じく、常に踏ん張らないように、重心を上げて行うこと。

最初は大変かもしれませんが、力みなく30回は簡単に行えるようになることを目標にしてみてくださいね。

＊カラダが軽くなるエクササイズ＊

行っている最中は、お腹をへこませること、
肛門の筋肉に力を入れることを意識してください

1 両脚を肩幅よりやや広めに広げて立つ
・お腹はへこませる　・肛門の筋肉に力を入れる
この2つのポイントを意識して立つ

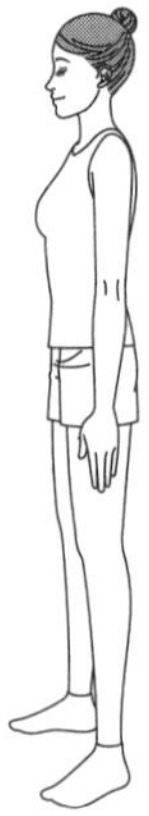

2 背筋は伸ばしたまま、股関節を後ろに曲げていく
同時に上体を前に倒していく
最後に、膝関節を曲げる　両手は床にタッチする

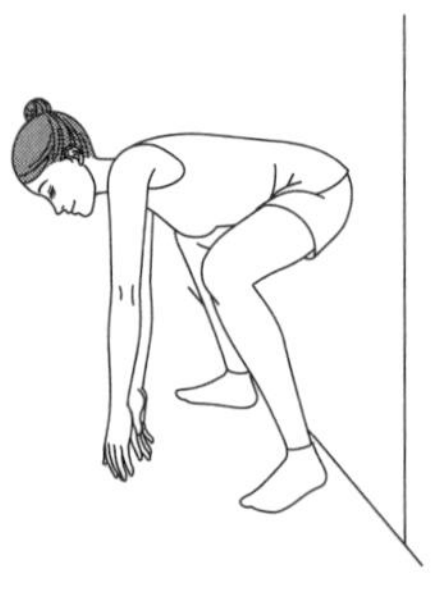

3 1の姿勢に戻り、へこませたお腹を確認する

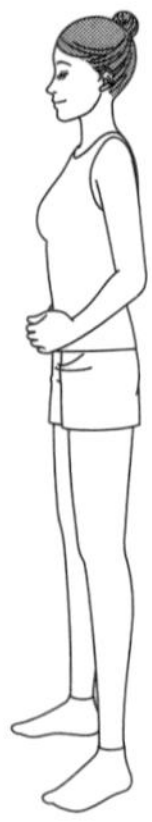

4 両手を高く上に上げ、両手を下ろし終了
（1に戻る）

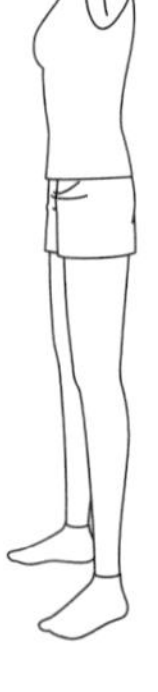

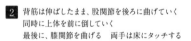

43

お腹に力を宿すように、スクワットをしよう

ペタ腹呼吸をすることで、太ももの負担が減る

通常のスクワットをすると、太ももの前側がきつくなりませんか？

これは、太ももだけに負荷がかかっている状態です。

でも、無重力スクワットの狙いは、下半身の筋肉群を鍛えること。

該当箇所は「お腹・お尻・内もも・裏もも」です。

この4つの部位は人間の最大の筋肉群ですから、動かすことで大きな効果が期待できます。

繰り返しになりますが、一番エネルギーを宿しているのは、「お腹」です。スクワットでも、ここを起点に考えていきましょう。

今回は、お腹のジョイント部分にあたる股関節、そしてお尻も意識していきます。

「無重力スクワット」は、お腹・股関節・お尻を、後ろにスライドさせて、上半身をまっすぐ倒します。

無重力の状態をイメージして行いましょう。

無重力スクワットの効果

無重力スクワットを行うと、次のような効果が期待できます。

・全身のエネルギーが飛躍的にアップする
・全身のスタイルが格段によくなる
・全身の血流がよくなる

・脂肪燃焼促進
・体力がつく
・カラダが安定する
・歩くスピードが速くなる
・血圧が下がる
・心臓機能がよくなる
・逆境に耐えうるカラダが手に入る
・行動範囲が広がる
・自信がみなぎる

ペタ腹呼吸や美姿勢など、先にしているストレッチのポイントも押さえながら行うと、なおいいでしょう。

44

5 ONE BODYウォーキングとは？

すべてのメソッドを活用して行う

ここまでご紹介してきたすべてのメソッドが、ウォーキングでは一連の動作につながっています。

100兆個の細胞を総動員して、動きが軽い、速い、スムーズと思えるように導きましょう。

1　各工程でONE BODYウォーキングを取り入れ、前後で動作チェックをしましょう。

2　手足ぶらぶら体操で、四肢末端の緊張をほぐします。
ここでも、軽くペタ腹呼吸を行いましょう。

3　重心を上げ、美姿勢と同じように、体重は頭から天に向かって50%、足に50%を意識してください。
足のつま先、膝、おへそ、目線をまっすぐにセットします。

4　四股関節とお腹から、歩く動作を開始してください。

5　「かかとで着地、つま先リリース」を繰り返し、スムーズに行えるようにしましょう。

ここでのポイントは、
・常に重心は高く保つこと
・お腹、お尻、内もも、裏ももがメインで使えているか確認すること

・力みなく30分は簡単に歩けるように、まわりの環境も整えること

この3つのポイントを押さえて、取り組んでみてください。

ONE BODYウォーキングの効果

ONE BODYウォーキングを行うと…

・自然とお尻が引き上がってくる
・自然とO脚が治ってくる
・自然とお腹がへこんでくる
・ヒールでもふらつかなくなる
・カラダすべてが、ひとつにつながる感覚を味わえる
・健康への感謝の気持ちを持って歩ける
・日常の動作・所作が美しくなる
・人生を歩むことに悩まなくなる

・力まなくなる
・見た目が変わる
・自己肯定感が上がる
・服が似合うようになる
・30分歩いても疲れない体力がつく

あなたも、このような効果を体感できるように、日々120%を目指して挑戦してみてください。

ウォーキングにはさまざまな動きが入っているので、1回ごとにカラダもどんどん変化が起きていくでしょう。

カラダを鍛えれば
心も鍛えられる

5
章

カラダと心を
「伸ばす」

45

カラダを伸ばす

伸ばすことがゴール

伸ばすことは、ＯＮＥ　ＢＯＤＹのメソッドの目的でありゴールでもあります。「伸ばす」は「ほぐす・鍛える」を終えたあとの、最後のポイントなのです。

硬いカラダを伸ばして広げようとしても、カラダは簡単には動けません。準備運動や、回す・ちょっと歩く・軽く走るといったことで、カラダをほぐして鍛えてからでないと、伸ばせないのです。

「伸ばす」という言葉を、「広げる・慣れさせる・馴染ませる」という言葉に言い換えてもいいかもしれませんね。

「慣れてきた、馴染んできた」

だからこそ、

「伸びて柔らかくなってきた」

というイメージです。


カラダが伸ばせるようになり、可動域を広げ、いまで届かなかったところに手が届くようになると、大きな感動が生まれます。

こういった経験を重ねていけばいくほど、楽しくストレッチができるようになるでしょう。

46

「ほぐす・鍛える・伸ばす」ときは毎回、お腹に力を入れる

どんな動きでも、お腹に意識を持っていく

どのポーズのときも、お腹に意識を持っていきましょう。

肩を伸ばすときでも、ちょっとお腹に力を入れると伸びやすくなります。

もちろん、肩に力を入れるとグーッと伸びるのですが、お腹の力を抜くと、とたんに痛くなってしまいます。

お腹に力が入っているほうが全身を伸ばしやすくなるのです。

お腹に意識を持っていく、軽くへこませるようにする、息を吐く。
これで、カラダのエネルギーのめぐりがよくなりますよ。

呼吸という言葉は、呼（吐く）、吸（吸う）という順番にも意味があります。
空気は、吐かなければ吸えません。
ハーッと吐きながら、お腹に力を宿しましょう。
お腹を整えることで、脳も全身も整えやすくなるのです。

カラダを伸ばすことには、ほぐす要素も、鍛える要素も入っています。
また、自力も他力も意識する必要があります。
基本を見直しながら、ぜひカラダを健康的に整えていきましょう。

47

可動域が広がると、フットワークも軽くなる

意識とカラダはつながっている

人生においても、可動範囲は大きな違いを生みます。

「地方から、東京まで、自分の好きな人に会いに行く」
「ライブを観に行く」
というときに、
「わざわざ東京まで行くのは大変だな…」
と思う人と

「行ってみよう！」

と思える人とでは、大きな違いがあります。

カラダの柔らかさ（可動範囲）と、実際の行動範囲の広さにはリンクしている部分があります。

ですから、物理的にストレッチを取り入れることで、行動範囲も広げていきましょう。

ストレッチと一緒に、言葉も前向きにしていくことで、思考の柔軟性も増していきます。

頭が固い人、真面目な人ほど、カラダが伸びていく様子、柔らかくなっていく感覚を感じてください。

体感することで、思考もどんどん柔らかく、柔軟になっていきますよ。

48

カラダとコミュニケーションをとろう

カラダと対話をする

「考え方」や「意識」はとても大切です。
実際、カラダの様子は、意識で大きく変わっていきます。
カラダが硬い人のなかには、硬い自分が嫌だという人も多いでしょう。
でも、嫌だと思うから、どんどん自分のカラダが固くなっていくのです。
カラダは、嫌われたら萎縮してしまいます。

自分の思考のせいでカラダを固くしてしまったのであれば、「いままで自分のことを、ほったらかしていてごめんなさい」と自分に対して思うことが大切です。


「ほったらかしていてごめんなさい」

「これからもよろしくね」

という気持ちでストレッチしましょう。


「こんなカラダは嫌だ」

という状態は、自分がいただいたカラダを大切にしていない、とてもよくない精神状態です。

自分と自分のカラダにも、優しい言葉をかけてあげましょう。


カラダは生き物です。

自分が知らないところで働き続け、動き続けてくれています。

そのカラダに、どう優しくしてあげますか?

どう向き合いますか？
どのように接していきますか？

カラダに接するときは、カラダを大好きな恋人だとイメージしてみましょう。

たとえば、恋人から連絡がこなかったら、いきなり電話しますか？
出かけるときに、腕を引っ張って、無理に連れて行こうとしますか？

もっと、カラダを大事に扱ってあげましょう。

これからは、たくさんコミュニケーションをとりたいと伝えて、カラダとも会話をしてみてくださいね。どれだけマメにコンタクトしているかが、カラダと仲良くなれる大きなポイントです。
カラダに向き合うことで、広げる・伸ばせる範囲も変わっていきますよ。

カラダは自分の最愛のパートナー

49

自分に対して
厳しさをなくしていく

自分に優しくすることで、人にも優しくできる

いろいろなお話をしていますが、わたし自身も、つい最近まで、自分に厳しくしていました。

「行けるところまで」

と極限まで自分を追い込み、無理をして可動域を広げていました。

ところが、自分に優しくするようになってからのほうが、はるかに遠くま

で、可動域を広げられるようになったのです。

やはり、「無理をしないこと」「頑張らないこと」が大切なのです。

自分に頑張らないという許可を出すということは、勇気がいります。
でも、「甘やかし」と「優しさ」は、似ているけれど違います。
ここに気づいてほしいのです。

自分に厳しい人は、まわりの人にも優しくできません。
言葉は優しくしていても、瞳の奥にある厳しさを、周囲は感じているものです。

「自分が頑張っているから、みんなも頑張ろう」
というスタンスもありですが、ずっと続けていると、自分もまわりもつらくなってしまいます。

これは、わたし自身が自分に厳しくしすぎたからこそ、ハッと気づいた実体験です。

たくさんの葛藤やプロセスを経て、わたし自身、自分に厳しくすることをやめていったのです。

自分と丁寧に向き合う

日々反芻し、振り返り、もう1回咀嚼して飲み込む。
丁寧に食事をするかのように、物事への理解、自分への理解も丁寧に行いましょう。
自分に厳しい人ほど、自分に優しくしたほうがイキイキしていきますよ。
自分のエネルギーは、結局、一番自分に向かっているものなのです。

50
自分を信頼すると、厳しさはいらなくなる

自分のエネルギーを優しくする

自分に優しくしたからといって、いきなり怠惰になって、ひたすら自分の娯楽や私利私欲に走ったりはしません。
もっと自分を信用してあげましょう。

そう考えたら、自分に対して、頑張らせて、厳しくする必要はありませんよね。
これがわかると、優しく自分と向き合えるようになっていきます。
そして、自分の心をいつも充電させたうえで、人と向き合いましょう。

エネルギーが満たされているほうが、人は人に優しくなれるのです。

そして、無理をしないからこそ、いい習慣が続くものです。


「ねばならない地獄」から卒業しましょう。

もし、

「痩せたいと言っていたけれど、本当は、痩せないほうが心地よかった」

という場合も、自分の自由意志です。


「痩せなくてはならない」

という「ねばならない」を押しつけず、まずはそんな自分を認めましょう。

必要になれば、また好きなタイミングで始めればいいのです。

それくらい、ゆったりかまえていきましょう。

51

相手の背景を想像することで「我」がとれていく

自分の理念や観念を押しつけていませんか？

一般的に「これがいい」と言われていることは、よかれと思ってつい人にもすすめてしまいがちですよね。

でも、先ほどのように、痩せない状態が心地いいという人に対して「健康のために痩せたほうがいい」とまわりの人が強制するのは「我欲」でしかありません。

説得したい自分の理念や、正しいと思う観念を押しつけているだけです。

この気持ちを、一度手放しましょう。

どんな意見も尊重して、想像力を働かせてみてください。

「この人は、きっと昔あったトラウマや苦しいことを、ここでバランスをとって解消しているんだ」

というように、相手がそうしたいと思っている背景まで考えると、「我欲」は自然とおさまっていくでしょう。

思考に合わせて、カラダも現実も劇的に変われる

相手の背景まで意識するようになると、自分の脳が変わり、現実にも変化が起きます。

わたしの場合は、相手のことを考えるようになったことで、過去からの思い込みをどんどん手放せました。

すると、
・親から言われていた言葉が変わり
・家族との関係がよくなり
・自分も相手も認め、受け入れられる
という流れになっていったのです。

その結果、自然とカラダも柔らかくなって、こわばりがとれ、カラダがどんどん伸ばせるようになっていきました。

意識が変化すると、人生は激変します。

まず、「頑張る」という、心のこわばりをとっていきましょう。
すると、カラダの凝りもとれ、どんどん人生が好転していくでしょう。

52

頑張らない、疲れないワークを取り入れる

楽しく取り組むことが長く続く秘訣

「頑張っているときの精神状態」は、緊張感があったり、ストレスを感じていたり、カラダが凝ったりしています。

先ほどお話ししたように、自分を信じられていないことも多いでしょう。

そんなときこそ、頑張らないことで、自分を信じるきっかけをつくりましょう。

自分を信じて、頑張りすぎず、でもできることからコツコツと取り組む。

これが一番理想的な方法です。

頑張らないというのは、無心でリラックスしている状態。
もうすでに、自然にできている状態です。

それにプラスして、楽しい気持ちで取り組めたら、その行動は長続きするでしょう。

たとえば、
・カラダをほぐしながら本を読む
・リラックスしているときにカラダの筋肉を鍛える
というように、楽しく続けられる習慣をつけることで、頑張らなくても自然にできることが増えていきますよ。

自分のしあわせをシンプルに体感する

シンプルにいまのしあわせを感じましょう。

フラットでニュートラルなコンディションの人は、何かにハマった瞬間にどんどん伸びていきます。

大人の女性たちはときに、
・人と比べて頑張ってしまう
・人に気をつかい、我慢してしまう
・無理をして疲れてしまう
というもったいないことをしています。

自分に厳しくしない。

頑張らない。

その代わり、いま、やりたいことを、自分のために始めましょう。

ストレスをなるべくゼロに近づけ、ニュートラルな状態でのマインドセットを目指しましょう。

これを続けることで、自然にカラダも引き締まり、立ち振る舞い、仕草も魅力的になりますよ。

ニュートラルでいると、まわりの人とも心地のいい距離感がとれ、いい人間関係を築けるようになるでしょう。

そうなると、どんどん人生が楽しく、生きやすくなっていきます。

もっとシンプルに、もっと楽しく自分のしあわせを感じましょう。

53

感動音痴になっていませんか？

感動することを忘れない

人間が存在して、こうして誰かに言葉を伝えられること自体が、そもそもありえないことです。

このことがわかると、自然と感動できるようになるでしょう。カラダのストレッチを始めたら、さらにしっかり感じられるようにもなります。

いま、多くの人が感動音痴になっています。

不要な情報を、カラダと心と脳にパンパンに入れて、いつもムスーッとしてはいませんか？

どこか暗く、何かを警戒している、恐れのマインドが強い人が大勢います。

でも、だからといって自分まで一緒に感動音痴になってしまったら、大変です。

恐れのマインドを持つと、「ねばならない」という思考に陥りがちになります。

「ねばならない」を卒業したら、もう二度と戻らないように、いつも心身を柔軟にして、感動する訓練をしましょう。

54

大切にしたいことを振り返る時間をつくる

考え方はぶれていませんか？


頑張ることが、見栄とつながっている人もいるのではないでしょうか？

これには、かつて男性中心の社会だったことが関係しているのかもしれません。

男性のつくる縦社会では、自分の出身、家、肩書、権威的なものが重要視されていたのです。

そして、そんな環境で働くには、頑張ることが不可欠でした…。

ところが、いまは個人の時代です。

自分が何を思うか、どういう人とつながるか、自分で選べるようになり、そうして人生が動いています。

でも、以前と価値観が変わったことに、心や脳がびっくりして、考え方を前に戻そうとしたり、ぶれてしまったりすることもあるかもしれません。

そんなときは、仕事も、生活も、常に人生と照らし合わせて見つめましょう。人には、カラダのことだけでなく、心のことだけでもなく、生き方そのものを見つめ直す時間や場所が必要なのです。

「ＯＮＥ ＢＯＤＹ」は、そんな時間を提供できる場所でありたいと思っています。

おわりに

本書をお読みいただき、ありがとうございました。

自分に不要なことや、やらないことを自ら選び、自分でしあわせをつくっていける人が増えることを心から願っています。

そのためにも、まずは、自分の機嫌を自分でとれるようになりましょう。

自分のカラダを、自分でメンテナンスできるようになりましょう。

ONE BODYのプログラムは、とくに「足が美しくなる」というところが、ほかのプログラムと違うところです。

人間は、足が元気になることでマインドも安定します。

人生１００年時代を、ずっと自分の足で歩いて行けたら素敵ですよね。

ぜひ本書で、その１００年時代を歩き抜くボディとマインドを手に入れてください。

「ある」ことに目を向け、日頃からニコニコ、感動音痴にならないよう、当たり前のことに感謝できるカラダ・マインドをつくることが大切です。


カラダが元気になっていくと、当然、心も前向きになっていきます。

そして、ぜひそこから「しあわせの最大化」を考えていきましょう。

自分のしあわせだけでなく、人のしあわせを考えられるようになると、教える側の人（コーチ）がどんどん増えていき、さらにラクになる人が増え、世界全体がもっと生きやすくなるはずです。

人を育てるときには、よく
「魚をあげるのではなく、釣り方を教える」
といわれています。

同じように、人間味あふれる魅力的な人や、コーチを育てるときは、「ただ果実をあげるのではなく、花の育て方を教える」ということが欠かせません。

普段から人に「してあげよう」とする人は、頑張った結果、自分が枯渇していってしまうことが少なくないからです。

ですから、ただ実を収穫するのではなく、

「自分という花を、どう咲かせたらいいのか」

「自分を満たすには、どのような水のあげ方をしたらいいのか」

を伝えていくことが大切なのです。


自分を満たすところから始めないと、人はギスギスしてしまいます。

優しくなれなかったり、過度に食べたり、過剰なトレーニングをしたりと、自分にとって心地いいバランスをとれなくなってしまうでしょう。

日本人はとくに、まわりの目を気にしすぎて疲弊しています。
また、情報過多になり、五感も閉じてしまいがちです。
ですから、ノイズなど不要なものをとり除くことで、本来持っている自然のパワーやエネルギーを感じられるようにしていきましょう。

情報に惑わされない世界、「NO」と言い合える関係を目指し、お互いを認めて高め合える世界を一緒につくっていきませんか？

自分に不要なことや、やらないことを選んで、自分でしあわせをつくっていける人が、ひとりでも増えることを心から願っています。

謝辞

日頃からONE BODYプログラムをご愛顧いただいている、メンバーの皆さま。認定コーチメンバーの皆さま。陰から支えてくれている、事務局の皆さま。皆さまのおかげで、いまがあります。

本当にありがとうございます。

そして、出版に携わってくださった編集長、デザイナー、そのほか関係者の皆さま。企画・編集・制作をご一緒した出版プロデューサー星野友絵さん。星野さんとのご縁をつないでいただいた秋山剛さん、ありがとうございました。

そして最後に、わたしを産み、健康に育ててくれた両親、ともに歩んでくれている家族に、感謝の気持ちを込めて。

２０２３年6月　谷山太祐

【ONE BODY】

・最近なんとなく体調不良で気持ちが落ち込み気味
・いつの間にかボディラインが変わってきた
・このまま年齢を重ねていくのが不安、年々自分が枯れていくような気分…
・マッサージ、ヨガ、整体など何をやっても肩こりがとれない
・ダイエットや運動、いろいろやってきたけれど結局お腹がへこまない
・パートナーや子どもではなく、もっと自分と向き合いたい
・自分をもっと活かして誰かの役に立ちたい
・同じ志で、現状を変えようと前進する仲間がほしい

あなたはこんなふうに悩んで、苦しんでいませんか？
じつは、この悩みは「本当の自分」を開花させることで、すべて解決に向かいます。

本当の自分は、

「世界にたったひとつのカラダを愛するマインドで、自分をほめて、心身に感謝の言葉をかける。日常の一歩を意識して(=トレーニングにして)歩き方を変える。そのうえで、若いときにはなかった人間力、経験値、共感力を持つ現在のご自分の魅力とこの先の可能性を信じて行動する」

これらを実践することで、手に入ります。

そのためのメソッドが、本当の自分が開花するライフダイエットプログラム「ONE BODY」です。

講座では、さらに「ONE BODY」の9メソッドもご紹介しています。

1. マインド(Mind)
2. 自然食のすすめ(Food)
3. セルフケア(Selfcare)
4. 言葉(Self conversation)
5. 呼吸(Drawing)

6．姿勢（Posture）
7．エクササイズ（Beauty Exercise）
8．ストレッチ（Stretching）
9．ウォーキング（Walking）

ぜひ、一緒にカラダと心について学んでいきましょう。

・ライフダイエットプログラム「ONE BODY」無料体験会&相談会
https://onebody.design/lp/seminar/

・LINE谷山ダイスケ　ライフダイエットプログラム
QRコードからご確認いただけます。

谷山 太祐（たにやま・だいすけ）
一般社団法人ウェルネスビューティライフ協会代表理事
ライフダイエットコーチ

世界にたったひとつのカラダを大切にし、シンプルで豊かになるライフダイエットプログラム「ONE BODY」主宰
1981年1月1日大阪府生まれ、佐賀学園高校出身

高校3年生の夏、甲子園に主将として出場。近畿大学商経学部を卒業後、「NOMOベースボールクラブ」一期生となる。

引退後、脱サラして飲食店経営に挑戦するも失敗し、激太りしてしまう。

その後、一念発起して、2ヵ月半で13kgのダイエットに成功。

このダイエットを機に、2012年にONE BODYの原型である、一生リバウンドしないダイエットジムDAISUKE BODY DESIGNを創業。

2015年にはミスユニバース兵庫のオフィシャルトレーナーに抜擢され、同年シンガポール、香港へ活動範囲を拡げる。

2020年に店舗事業をオンライン化。以来、子育てをしながら家族とともにライフダイエットプログラム「ONE BODY」を世界に向けて届けている。

イタリア・フランス・スイスをはじめ、世界10ヵ国にクライアントを持ち、300名以上が参加。

協会を設立してからは、「すべての人が100歳まで自分で歩き世界を照らす」をコンセプトに、ライフダイエットを実現するコーチの育成に尽力している。

メディア出演は、テレビ朝日系列『ノブナカなんなん～アノ人なんなん？』、読売テレビ『あさパラ！』ほか多数。

ライフダイエット
～カラダも心(こころ)も軽(かる)くなる本(ほん)～

谷山(たにやま) 太祐(だいすけ)著

2023年6月29日　初版発行

発行者　磐﨑文彰
発行所　株式会社かざひの文庫
〒110-0002　東京都台東区上野桜木2-16-21
電話／FAX 03(6322)3231
e-mail：company@kazahinobunko.com　http://www.kazahinobunko.com
発売元　太陽出版
〒113-0033　東京都文京区本郷3-43-8-101
電話03(3814)0471　FAX 03(3814)2366
e-mail：info@taiyoshuppan.net　http://www.taiyoshuppan.net
印刷・製本　シナノパブリッシングプレス
企画・構成・編集　星野友絵・大越寛子(silas consulting)
イラスト　遠藤庸子(silas consulting)
装丁　重原 隆
DTP　宮島和幸(KM-Factory)

ISBN978-4-86723-130-2